Como tornar-se YOGUE

Swami Abhedananda

Como tornar-se YOGUE

Filosofia Vedanta

TRADUÇÃO
Lilian Dionysia

AJNA

9
Prefácio

13
Introdução

23
O que é yoga?

35
Hatha yoga

49
Raja yoga

61
Karma yoga

69
Bhakti yoga

77
Jnana yoga

87
A ciência da respiração

111
Cristo foi um yogue?

129
Notas

Prefácio

A Filosofia *Vedanta* inclui os diferentes ramos da Ciência do Yoga. Quatro deles já foram tratados extensivamente por Swami Vivekananda em seus trabalhos sobre *raja yoga*, *karma yoga*, *bhakti yoga* e *jnana yoga*; mas não existia um estudo breve e consecutivo da ciência em seu conjunto. O presente volume foi escrito para atender a essa necessidade. Em um capítulo introdutório, são apresentados o verdadeiro âmbito da religião e o pleno significado da palavra "espiritualidade", como é entendida na Índia. A seguir, uma definição abrangente do termo "Yoga", com capítulos curtos sobre cada um dos cinco caminhos e suas respectivas práticas. Uma exposição exaustiva da Ciência da Respiração e sua influência no mais alto desenvolvimento espiritual mostra os princípios fisiológicos fundamentais nos quais se baseia todo o treinamento do yoga; enquanto o capítulo final, intitulado "Cristo foi um *yogue*?", deixa clara a relação direta existente entre os elevados ensinamentos do *Vedanta* e as crenças religiosas do Ocidente. Foi feito um esforço, na medida do possível, para manter o texto livre de termos técnicos e sânscritos, portanto a obra deve ser de igual valor para o estudante do pensamento oriental e para o leitor em geral ainda não familiarizado com este, um dos maiores sistemas filosóficos do mundo.

O Editor

Introdução

A verdadeira religião é extremamente prática; é de fato baseada inteiramente na prática, e não na teoria ou na especulação de qualquer tipo, pois a religião começa apenas onde a teoria termina. Seu objetivo é moldar o caráter, revelar a natureza divina da alma e tornar possível viver no plano espiritual, sendo seu ideal a realização da Verdade absoluta e a manifestação da Divindade nas ações da vida diária.

A espiritualidade não depende da leitura das Escrituras ou de interpretações eruditas de livros sagrados, nem de belas discussões teológicas, mas da compreensão da Verdade imutável. Na Índia, um homem é considerado verdadeiramente espiritualizado ou religioso, não porque tenha escrito algum livro, não porque possua o dom da oratória e possa pregar sermões eloquentes, mas porque expressa poderes divinos por meio de suas palavras e ações. Um homem completamente analfabeto pode atingir o mais alto estado de perfeição espiritual sem ir a qualquer escola ou universidade e sem ler qualquer Escritura, se puder conquistar sua natureza animal ao realizar seu Eu verdadeiro e sua relação com o Espírito universal ou, em outras palavras, se puder atingir o conhecimento daquela Verdade que habita dentro de si, e que é a mesma fonte infinita de existência, inteligência e bem-aventurança. Aquele que domina todas as Escrituras, filosofias e ciências pode ser considerado pela sociedade como um gigante intelectual; no entanto, não pode ser igual a esse homem iletrado que, tendo percebido a Verdade eterna, tornou-se uno com ela, que vê Deus em toda parte e que vive nesta terra como uma personificação da Divindade.

O escritor teve a sorte de conhecer um tal homem divino na Índia. Seu nome era Ramakrishna[1]. Nunca frequentou a escola nem leu nenhuma das Escrituras, filosofias ou tratados científicos do mundo, mas alcançou a perfeição ao compreender Deus através da prática do Yoga. Centenas de homens e mulheres vieram vê-lo e foram espiritualmente despertados e elevados pelos poderes divinos que este homem iletrado possuía. Hoje ele é reverenciado e adorado por milhares em toda a Índia, assim como Jesus Cristo foi na cristandade. Ramakrishna podia expor com clareza extraordinária os problemas mais sutis da filosofia ou da ciência, e responder às perguntas mais intrincadas de teólogos brilhantes de maneira tão magistral que dissipava todas as dúvidas sobre o assunto em questão. Como poderia ter feito isso sem ler livros? Pelo seu incrível entendimento sobre a verdadeira natureza das coisas, e pelo poder do Yoga que o fez perceber diretamente coisas que não podem ser reveladas pelos sentidos. Seus olhos espirituais estavam abertos; sua visão poderia penetrar através do espesso véu da ignorância que paira diante dos olhos dos mortais comuns e que os impede de conhecer o que existe além do alcance da percepção dos sentidos.

Esses poderes começam a se manifestar na alma que é despertada para a Realidade última do universo. É então que o sexto sentido, o da percepção direta das verdades superiores, se desenvolve e o liberta da dependência dos poderes dos sentidos. Este sexto sentido ou olho espiritual está latente em cada indivíduo, mas se abre apenas em alguns entre milhões, que são conhecidos como *yogues*. Para a maioria, encontra-se em estado rudimentar, coberto por um espesso véu. Quando, porém, através da prática do Yoga, se desenvolve no homem, este se torna consciente dos reinos invisíveis superiores e de tudo o que existe no plano da alma. Tudo o que ele diz se harmoniza com as palavras e escritos de todos os grandes Videntes da Verdade de todos os tempos e lugares. Ele não estuda livros;

não precisa fazer isso, pois conhece tudo o que o intelecto humano pode conceber. Pode compreender o significado de um livro sem ler seu texto; também entende o quanto a mente humana pode se expressar através de palavras, e está familiarizado com aquilo que está além dos pensamentos e que, consequentemente, nunca pode ser expresso por palavras.

Antes de chegar a tal iluminação espiritual, ele passa por diversos estágios de evolução mental e espiritual e, em consequência, conhece tudo o que pode ser experimentado pelo intelecto humano. Ele não se preocupa, entretanto, em permanecer confinado no limite da percepção sensorial, e não se contenta com a apreensão intelectual da realidade relativa, mas seu único objetivo é entrar no reino do Absoluto, que é o começo e o fim dos objetos fenomênicos e do conhecimento relativo. Esforçando-se assim para a realização do mais elevado, ele não deixa de coletar todo o conhecimento relativo pertencente ao mundo dos fenômenos que surge em seu caminho, enquanto marcha em direção ao seu destino, o desenvolvimento de seu verdadeiro Eu.

Nosso verdadeiro Eu é onisciente por natureza. É a fonte de conhecimento infinito dentro de nós. De fato, estando sujeitos às limitações de tempo, espaço e causalidade, não podemos expressar todos os poderes que possuímos. Quanto mais nos elevarmos acima dessas condições restritivas, mais poderemos manifestar as qualidades divinas da onisciência e da onipotência. Se, pelo contrário, mantivermos a mente fixa nos fenômenos e dedicarmos toda a nossa energia à aquisição de conhecimento que dependa inteiramente das percepções dos sentidos, chegaremos sempre ao fim do conhecimento fenomênico, seremos capazes de conhecer a natureza real das coisas deste universo? Não, porque os sentidos não podem nos levar além da aparência superficial dos objetos dos sentidos. Para nos aprofundarmos no reino do invisível, inventamos instrumentos e, com a ajuda deles, somos capazes de penetrar um pouco mais, mas esses instrumentos, novamente, têm seu limite. Depois de usar um tipo de instrumento, nos tornamos insatisfeitos com os resultados e buscamos por algum outro que possa revelar cada vez mais, e assim continuamos lutando, descobrindo a cada passo quão pobres e desamparados são os poderes dos sentidos no caminho do conhecimento do Absoluto. Finalmente, somos levados à conclusão de que qualquer instrumento, por melhor que seja, jamais poderá nos ajudar a perceber o que está além do alcance da percepção sensorial, do intelecto e do pensamento.

Assim, mesmo que pudéssemos dedicar todo o nosso tempo e energia no estudo dos fenômenos, nunca chegaríamos a nenhum resultado satisfatório ou seríamos capazes de ver as coisas como elas são na realidade. O conhecimento de hoje, adquirido com a ajuda de certos instrumentos, será a ignorância de amanhã, se conseguirmos instrumentos melhores. O conhecimento do ano passado já é a ignorância do ano presente; o conhecimento deste século será ignorância à luz das descobertas de um novo século.

A duração de uma vida humana é, portanto, muito curta para nem sequer tentar adquirir um conhecimento correto de todas as coisas existentes no plano fenomênico. O tempo de vida de centenas de milhares de gerações, ou melhor, de toda a humanidade, parece muito curto, quando consideramos a infinita variedade encontrada no universo e o número incontável de objetos que terão de ser conhecidos antes que possamos alcançar o fim do conhecimento. Se um homem pudesse viver um milhão de anos, mantendo seus sentidos em perfeita ordem durante esse longo período, e pudesse passar cada momento estudando a natureza e esforçando-se diligentemente para aprender os mínimos detalhes dos objetos fenomênicos, sua busca pelo conhecimento seria alcançada no final desse período?

Certamente não, ele iria querer ainda mais tempo, um poder de percepção mais refinado, um intelecto mais aguçado, uma compreensão mais sutil; e então ele poderia dizer, como fez Isaac Newton depois de uma vida de pesquisa incansável: "Eu coletei apenas seixos na margem do oceano do conhecimento"[2]. Se um gênio como Newton não conseguiu nem mesmo alcançar a borda da água daquele oceano, como podemos esperar cruzar a vasta extensão de costa a costa em poucos anos? Milhares de gerações passaram, milhares passarão, mas o conhecimento sobre os fenômenos do universo deve permanecer imperfeito. Véu após véu podem ser removidos, mas véu após véu permanecerão para trás. Isso foi entendido pelos *yogues* e Videntes da Verdade na Índia, que disseram: "Inumeráveis são os ramos do conhecimento, mas curto é o nosso tempo e muitos são os obstáculos no caminho, portanto, os homens sábios devem primeiro se esforçar para conhecer o que é mais elevado".

Aqui surge a pergunta: Qual é o conhecimento mais elevado? Essa questão é tão antiga quanto a história, tem intrigado as mentes dos filósofos, cientistas e estudiosos de todas as épocas e de todos os países. Alguns encontraram uma resposta para isso, outros não. A mesma pergunta foi feita na Antiguidade por Sócrates, quando ele foi ao oráculo de Delfos e perguntou: "De todos os conhecimentos, qual é o mais elevado?". E a resposta foi: "Conhece a ti mesmo".

Lemos em uma das Upanishads[3] que um grande pensador, depois de estudar todas as filosofias e ciências conhecidas na época, procurou um Vidente da Verdade e disse: "Senhor, estou cansado deste conhecimento limitado que pode ser adquirido a partir de livros ou através do estudo do mundo dos fenômenos; já não me satisfaz, pois a ciência não pode revelar a Verdade última, eu desejo saber o que é o mais elevado. Existe algo que me permita conhecer a realidade do universo?"

O sábio respondeu: "Sim, existe, e esse conhecimento é o mais elevado, por meio do qual você pode entender a verdadeira natureza de tudo no universo". E continuou: "Conhece a ti mesmo. Se você puder aprender a verdadeira natureza do próprio eu, aprenderá a realidade do universo. Em seu verdadeiro Eu, você encontrará a Verdade eterna, a fonte infinita de todos os fenômenos. Sabendo disso, conhecerá Deus e toda a Sua Criação". Assim como, ao conhecermos as propriedades químicas de uma gota de água, conhecemos as propriedades de toda a água, onde quer que ela apareça, ao sabermos quem e o que somos na realidade, perceberemos a Verdade final. O homem é a síntese do universo. O que existe no macrocosmo pode ser encontrado no microcosmo. Portanto, o conhecimento do verdadeiro Eu é o mais elevado de todos os conhecimentos. Nosso verdadeiro Eu é divino e uno com Deus. Isso pode nos parecer no momento mera teoria, mas quanto mais nos aproximarmos da Verdade suprema, mais claramente entenderemos que não se trata de uma teoria, mas de um fato, que agora estamos sonhando no sono da ignorância e nos imaginando esta ou aquela pessoa em particular. Assim como toda experiência adquirida em sonhos parece ter pouca importância, ao acordarmos desse sono, descobriremos que o conhecimento da natureza fenomênica, ao qual damos tanto valor no momento, é de pouca importância. Perceberemos então que toda a investigação nos vários ramos da ciência depende do autoconhecimento, e que o autoconhecimento é o alicerce sobre o qual a estrutura do conhecimento fenomênico é construída.

O conhecimento do Eu ou Atmã é, portanto, o mais elevado de todos. É o ideal da ciência do Yoga e deve ser o objetivo de nossa vida. Devemos considerar como nosso primeiro dever adquirir esse autoconhecimento antes de tentarmos saber qualquer coisa relacionada aos objetos da percepção dos sentidos. Como podemos obtê-lo? Não seria nos livros, nem pelo estudo dos fenômenos externos, mas estudando nossa própria natureza e praticando os diferentes ramos do Yoga.

O que é yoga?

Em todas as Escrituras Sagradas do mundo, assim como na vida dos inspirados mestres, profetas, santos e Videntes da Verdade, encontramos descrições frequentes de eventos e poderes milagrosos, que, admitindo certo exagero, ainda devem ter algum fundamento. Sabemos, na verdade, que desde tempos imemoriais em todas as épocas e em todos os países surgiram entre as diferentes nações pessoas que podiam ler os pensamentos dos outros, que podiam prever e profetizar o que aconteceria posteriormente; mas a maioria dessas pessoas não entendia as causas de seus dons peculiares e tentava explicá-los atribuindo-os à influência de seres externos, a quem chamavam por vários nomes – deuses, anjos, espíritos bons ou maus.

Alguns deles até imaginavam que eram especialmente escolhidos para serem os instrumentos desses poderes superiores e procuravam ser adorados como os eleitos de Deus ou de sua divindade específica, assim como os líderes de certas seitas deste país[1] hoje desejam ser adorados por seus seguidores. Em alguns casos, aqueles que possuíam esses poderes incomuns eram vistos como exceções divinas, como Jesus para os cristãos, Maomé para os maometanos e Buda para os budistas. Outros ainda foram condenados como feiticeiros ou bruxos, e o medo despertado por tais perseguições levou à prática secreta de diversos métodos que resultaram em manifestações ainda mais extraordinárias.

Esses métodos nunca foram escritos, mas passados oralmente do mestre para o discípulo, que por sua vez os guardava cuidadosamente como mistérios sagrados. Esta é a razão pela qual entre as nações antigas surgiram tantas sociedades secretas, cujo objetivo era desenvolver certos poderes por meio de vários tipos de disciplinas e práticas. Os egípcios, os essênios, os gnósticos, os maniqueístas[2], os neoplatônicos e os místicos cristãos da Idade Média, todos tinham suas organizações secretas, e algumas delas ainda existem, como, por exemplo, a Loja Maçônica. Nenhum dos membros dessas sociedades jamais divulgou suas instruções secretas, nem escreveu livros que ofereçam uma explicação lógica ou científica de suas práticas. Portanto, embora alguns deles tenham avançado muito na obtenção de poderes superiores, as manifestações incomuns resultantes nunca foram compreendidas pelas nações ocidentais, nem foram generalizadas em um sistema ou ciência.

Na Índia antiga, ao contrário, como não havia medo de perseguição, a situação era totalmente diferente. Todo hindu era obrigado, como parte de seu dever religioso, a desenvolver por meio da prática diária certos poderes e a se esforçar para alcançar a realização de verdades mais elevadas. Nas ruas, no mercado, nos tribunais e no campo de batalha, havia muitos que não apenas alcançaram essa realização, mas que classificaram cuidadosamente suas experiências e descobriram as leis que governam nossa natureza superior e sobre as quais foi gradualmente construída a profunda Ciência do Yoga.

Vemos, portanto, que essa ciência, como todas as outras, foi baseada na experiência, enquanto o método usado nela foi o mesmo empregado pela ciência moderna para fazer todas as suas descobertas sobre a lei natural – o método da observação e do experimento. Esse método é considerado no Ocidente como uma inovação nitidamente moderna, mas, na realidade, foi adotado na Índia em tempos muito antigos pelos *Rishis*[3], ou Videntes da Verdade. Pelo processo de observação atenta e experimentos constantes, eles descobriram as forças mais sutis da natureza, bem como as leis que regem nosso ser físico, mental e espiritual. As verdades assim obtidas por meio de suas próprias experiências e investigações foram escritas em livros, pregadas em público e expostas a seus alunos. Antes, porém, de afirmarem qualquer coisa sobre a natureza da alma ou de Deus, eles já haviam percebido isso. Antes de pedir a um discípulo que praticasse qualquer coisa, eles mesmos haviam praticado e obtido resultados definitivos dessa prática.

Dessa forma, como resultado de eras de investigação nos reinos da natureza, realizada por uma sucessão de sérios buscadores da luz, surgiram na Índia vários sistemas de ciência, filosofia, psicologia, metafísica e religião, tanto especulativos quanto práticos, que foram agrupados sob o único nome comum de *religião ariana*[4]. O termo *religião* foi usado para incluir todos, porque em nenhuma época na Índia a religião foi separada desses diferentes ramos ou da conduta geral da existência cotidiana; e os métodos pelos quais essas verdades científicas foram aplicadas na vida diária de um indivíduo para promover seu desenvolvimento espiritual, foram chamados pelo termo geral *Yoga*.

Yoga é uma palavra sânscrita comumente usada para significar o lado prático da religião; e a primeira preocupação do treinamento que ela apresenta é impor a obediência adequada às leis de nossa natureza moral e física, das quais depende a obtenção de uma saúde perfeita e da perfeição moral e espiritual. Nos países ocidentais, a palavra foi indevidamente compreendida e mal utilizada por muitos escritores, que a empregaram no sentido de malabarismo, hipnotismo, truque e fraude. Ao ouvir a palavra *yogue*, que significa alguém que pratica Yoga, as pessoas pensam em algum tipo de malabarista ou charlatão, ou o identificam com um faquir ou alguém que pratica magia negra. Os teosofistas foram em certa medida responsáveis pelo uso inadequado do termo; mas aqueles que estudaram os Livros Sagrados da Índia, como, por exemplo, o *Bhagavad Gita*[5] ou Canção Celestial, assim denominado por Edwin Arnold em sua tradução, se lembrarão de que cada capítulo dessa Canção Celestial é dedicado a algum tipo de *Yoga*, ou método para realizar a Verdade Suprema e alcançar a sabedoria mais elevada; e que um *yogue* é aquele que, por meio de várias práticas, realiza o ideal mais elevado da religião que, de acordo com o *Bhagavad Gita*, é a união da alma individual com o Espírito Universal.

Os escritores hindus, no entanto, usaram a palavra *Yoga* em vários outros sentidos. Mencionarei alguns deles, a fim de dar uma ideia da amplitude do campo abrangido por este termo. Em primeiro lugar, *Yoga* significa a união de dois objetos externos. Segundo, a mistura de uma coisa com outra. Terceiro, a inter-relação das causas que produzem um efeito comum. Quarto, o equipamento ordenado de um soldado ou de qualquer pessoa em qualquer profissão. Em quinto lugar, a aplicação, a discriminação e o raciocínio que é necessário para a descoberta de determinada verdade. Sexto, o poder do som que o faz transmitir uma ideia específica. Sétimo, a preservação do que se possui. Oitavo, a transformação de uma coisa em outra. Nono, a união de uma alma com outra ou com o Espírito universal. Décimo, o fluxo de uma corrente de pensamento em direção a um objeto. Décimo primeiro, a restrição de toda ação do pensamento pela concentração e meditação. Vemos, desse modo, como muitos ramos diferentes da arte, ciência, psicologia, filosofia e religião estão incluídos nas várias definições desta palavra. Parece, de fato, em seu escopo e alcance, abranger todas as áreas da natureza. Se, no entanto, considerarmos o significado literal da palavra, entenderemos mais facilmente por que é tão abrangente.

Derivou-se da raiz sânscrita *Yuj*, que significa juntar. A palavra inglesa *yoke* (unir) também vem da mesma raiz. Originalmente, o significado literal das duas palavras era quase o mesmo. A raiz do verbo *Yuj* significa unir-se a algo, ou preparar-se para alguma tarefa. Assim, em seu significado primário, transmite a mesma ideia de preparação para o trabalho árduo que as expressões comuns em inglês "to go into harness" (impor-se uma tarefa) ou "to buckle to" (dedicar-se a algo). O esforço exigido é mental ou físico, de acordo com o propósito em vista. Se o objetivo for a aquisição de saúde perfeita ou longevidade, então o esforço da mente e do corpo para conseguir isso por meio de certas práticas é chamado Yoga. O mesmo acontece se o objetivo for o desenvolvimento de poderes psíquicos. A mesma palavra é usada igualmente para indicar o treinamento mental necessário para a obtenção do autocontrole, da união da alma individual com Deus, da comunhão divina ou da perfeição espiritual. Inúmeras obras foram escritas na Índia descrevendo os diferentes ramos e métodos dessa ciência aplicada do Yoga e os vários ideais que podem ser alcançados por meio de sua prática; também quais qualificações são necessárias a um iniciante para empreender qualquer um desses métodos, por quais estágios ele deve passar para alcançar a meta, quais obstáculos existem no caminho e como podem ser superados.

A paciência e a perseverança são absolutamente necessárias para qualquer pessoa que deseje trilhar o caminho do Yoga; aqueles que não são pacientes não podem esperar chegar à verdadeira realização. Aqueles que o procuram por curiosidade ou pelo impulso de um entusiasmo temporário, não devem esperar obter resultados e não devem culpar o professor pelo seu fracasso, pois a responsabilidade é inteiramente deles. Os mesmos ensinamentos, quando aplicados com conhecimento de causa e com o espírito correto, trarão resultados maravilhosos. Esses resultados, no entanto, só serão alcançados pelo aluno que seguir rigorosamente as instruções de um mestre vivo, que o orientará na prática de exercícios físicos e mentais.

Os aspirantes ao estudo do Yoga podem ser divididos em três classes: Primeiro, aqueles que nasceram *yogues*. Há alguns que, tendo praticado Yoga em uma encarnação anterior, chegam aqui como almas despertas e, como tal, manifestam poderes notáveis desde a infância. Sua tendência natural é levar uma vida pura, pois a vida e o pensamento corretos são sua única preocupação, e possuem habilidades extraordinárias de autocontrole e concentração. Os prazeres dos sentidos e as coisas que fascinam a mente comum não têm nenhum encanto para eles. Mesmo quando estão cercados por todos os confortos da vida e têm todos os recursos materiais à sua disposição, ainda assim se sentem como estrangeiros em uma terra estranha. Poucos são os que conseguem entender corretamente a condição mental dessas pessoas. Os médicos podem ser levados até eles, mas o tratamento médico pode apenas piorá-los; o autor conhece casos em que danos foram causados dessa forma. No entanto, pela lei da atração, cedo ou tarde serão atraídos para a companhia de algum *yogue*. Lá eles encontram exatamente o que sua natureza interior estava desejando, e imediatamente sentem-se felizes e em casa. As instruções do *yogue* atraem suas mentes; iniciam a prática do *Yoga* sob sua direção e, por ser fácil e natural para eles, logo obtêm excelentes resultados. Assim, desde a juventude, retomam a prática no exato ponto em que a abandonaram em sua existência passada e, por meio de uma firme determinação de superar todos os obstáculos em seu caminho, progridem com rapidez e gradualmente alcançam o mais alto ideal da vida espiritual. Nada no mundo pode impedir sua marcha para a frente, tão intenso e forte é seu desejo de realização.

A segunda classe inclui aqueles que nascem como almas semidespertas. Precisando de mais experiência, passam por vários caminhos sem encontrar o ideal. Dão cada novo passo de forma hesitante e, nessa constante experimentação, desperdiçam muita energia e grande parte da vida. Se essas almas parcialmente despertas, seguindo uma tendência criada em sua existência anterior, tiverem a boa sorte de entrar em contato com um *yogue* e iniciar a prática do *Yoga*, elas podem, por meio da perseverança e maestria, alcançar muito nesta vida, embora necessariamente avancem mais lentamente no caminho da espiritualidade do que aquelas que pertencem à primeira classe.

Na terceira classe encontram-se todas as almas não despertas e que começam a buscar a Verdade e a praticar o *Yoga* pela primeira vez nesta vida. Desde cedo, são irresistivelmente atraídas pelos objetos e prazeres dos sentidos; e se adotam a prática do Yoga, encontram grande dificuldade em seguir seus ensinamentos e numerosos obstáculos ao longo do caminho. Seu ambiente não é favorável à prática e, mesmo quando tentam, não conseguem superá-lo facilmente. Sua saúde não é boa, sua mente é dispersa e sofrem de vários tipos de doenças e distúrbios mentais. Carecem também de determinação, acham quase impossível controlar os sentidos e precisam lutar muito para ajustar seu modo de vida às novas exigências. Com tanto para enfrentar, naturalmente obtêm pequenos resultados, mesmo após longa prática. Se, no entanto, essas pessoas puderem perseverar e fortalecer suas vontades através de uma prática lenta e regular de *hatha yoga*, lutando bravamente para superar os muitos obstáculos em seu caminho pela prática de exercícios respiratórios e seguindo as instruções de um professor competente, que os entenda, podem ser capazes nesta vida de controlar em grande medida sua saúde física e adquirir certa quantidade de poder do *Yoga*. O *hatha yoga* é especialmente útil para esta classe de aspirantes. Através da prática de exercícios respiratórios, gradualmente ganharão o controle de seus corpos e, com o tempo, estarão preparados para o estudo do *raja yoga*, que despertará os potenciais latentes em suas almas.

Hatha yoga

Hatha yoga é o ramo da Ciência do Yoga que ensina como vencer a fome, a sede e o sono; como superar os efeitos do calor e do frio; como obter saúde perfeita e curar doenças sem usar remédios; como deter a decadência prematura do corpo resultante do desperdício de energia vital; como preservar a juventude mesmo aos cem anos sem que um único cabelo fique grisalho, e como prolongar a vida neste corpo por um período indefinido. Quem o praticar, com o passar do tempo, adquirirá poderes extraordinários; poderes que, de fato, impressionarão um psicólogo ou anatomista.

Há alguns anos, um *hatha yogue* foi à Inglaterra. Embora na meia-idade parecia um jovem de 18 anos. Não apenas sua condição física era perfeita, mas pela prática havia dominado oitenta e quatro posturas do corpo. Podia dobrar seus membros de uma maneira tão surpreendente que suas articulações pareciam estar soltas, enquanto seus ossos eram como se feitos de alguma substância elástica. Muitos médicos e cirurgiões ingleses vieram vê-lo e ficaram surpresos com as posições extraordinárias de seus membros. Trouxeram um esqueleto e tentaram colocar seus ossos nas mesmas posições, mas não conseguiram sem quebrá-los. Por fim, concluíram que, se os ossos fossem fixados naquelas posições, os membros não estariam aptos para qualquer tipo de trabalho. No entanto, o exemplo do *yogue* contradizia abertamente as declarações feitas. Seus membros eram fortes e úteis de todas as formas possíveis. Podia andar, levantar objetos pesados e mover-se com absoluta facilidade. O próprio escritor o viu na Índia, e também outros *hatha yogues* que poderiam realizar feitos igualmente fantásticos. O objetivo principal dessas diversas posturas descritas no *hatha yoga* é obter controle sobre os músculos involuntários do corpo, o que é impossível para o homem comum. Todos nós possuímos esse poder latente dentro de nós, mas os *hatha yogues* foram os primeiros a descobrir um método científico pelo qual poderia ser desenvolvido.

Todos os *hatha yogues* comem muito pouco, mas também podem permanecer sem comer nada por dias e até meses, e conseguem superar o sono. O autor conhecia um que não dormia há doze anos e, no entanto, estava em perfeita saúde. Ele viu também um *hatha yogue* que costumava comer, por exemplo, um pedaço de pão sem fermento a cada vinte e quatro horas, e que se recusava a usar roupas quentes no inverno mais rigoroso, e ainda assim trabalhava voluntariamente como trabalhador de rua, sem mostrar o menor sinal de fadiga. Pode parecer impossível para a maioria das pessoas, que se tornaram tão escravas do sono e da comida a ponto de imaginar que, se não dormissem oito ou nove horas por dia e comessem muita carne, não poderiam viver. Os *hatha yogues* são as contradições vivas de tais opiniões. Talvez o leitor esteja familiarizado com o relato do *yogue* que foi enterrado vivo por quarenta dias em uma caixa hermeticamente fechada, com uma guarda de oficiais ingleses para vigiar o local noite e dia. Durante esses quarenta dias, o *yogue* não pôde comer, dormir ou respirar, mas ao final deles, voltou à consciência sem quaisquer efeitos nocivos e viveu por muitos anos.[6]

Por outro lado, esses mesmos *yogues* que não comem, dormem ou bebem por um longo período, podem, se desejarem, comer de uma só vez tanto quanto dez pessoas sem sofrer quaisquer consequências desagradáveis. Claro que não comem qualquer tipo de carne. Digerem a comida conscientemente, por assim dizer. Afirmam que por meio de um terceiro olho podem ver o que está acontecendo em seus órgãos internos. Por que isso nos parece incrível quando a descoberta dos raios Roentgen[7] provou que tudo é transparente?

Alguns *hatha yogues* têm uma visão excepcional. Podem tanto perceber objetos a uma grande distância como ver claramente na escuridão total, podendo até mesmo pegar um alfinete no chão sem o menor raio de luz para guiá-los. Isso não parecerá tão estranho quando nos lembrarmos de que há uma luz invisível na atmosfera de um quarto perfeitamente escuro. Se aprendermos a usar essa luz atmosférica, imperceptível ao olho comum e desenvolver nossa visão, não há razão para não vermos as coisas no escuro. Os *yogues* entendem isso e conhecem o método pelo qual o poder da visão pode ser desenvolvido. No que diz respeito a distinguir objetos a grandes distâncias, isso não é tão difícil de acreditar, pois sabemos que há pessoas, que não são *yogues*, que podem ver as luas de Júpiter sem a ajuda de nenhum instrumento.

Este ramo da ciência óptica no *hatha yoga* é chamado em sânscrito de *trataka yoga*. Ensina, entre outras coisas, como, ao olhar para um objeto e ao mesmo tempo realizar certos exercícios respiratórios, muitas doenças oculares podem ser curadas, assim como a capacidade da visão pode ser fortalecida. Registros autênticos dos *hatha yogues* atestam o fato de que ela produz muitos efeitos benéficos quando praticada adequadamente sob a direção de um mestre de *hatha yoga* capacitado.

Um *yogue* que seja hábil nesta ciência da óptica pode fascinar ou confundir os outros com seus poderes. O processo de hipnotismo ou mesmerismo comprova esta afirmação. Um *yogue* pode igualmente ler os pensamentos de outra pessoa olhando em seus olhos, pois de acordo com o *yogue* o olho é o indicador da mente. Aqui pode ser perguntado, como os *yogues* adquirem esses poderes? Eles não os obtêm do mundo externo. Esses poderes estão adormecidos em cada indivíduo e, por meio da prática, os *yogues* os trazem à tona. Dizem: "Tudo o que existe no Universo (o macrocosmo) também existe no corpo humano (o microcosmo)". Ou seja, as forças mais sutis existem potencialmente em nosso próprio organismo, e se estudarmos nossa natureza cuidadosamente, seremos capazes de conhecer todas as forças e as leis que regem o Universo.

O *hatha yoga* ensina ainda a cura de doenças através de exercícios respiratórios e da regulação da dieta e dos hábitos da vida cotidiana. Não afirma, porém, que saúde física é o mesmo que espiritualidade. Pelo contrário, nos diz que se um corpo saudável fosse sinal de espiritualidade, então os animais silvestres e os homens selvagens, que gozam de saúde perfeita, seriam profundamente espirituais; no entanto, não o são, como sabemos. A ideia principal desses *yogues* é que as doenças físicas são obstáculos no caminho do progresso espiritual, enquanto um corpo saudável fornece uma das condições mais favoráveis para a realização das verdades espirituais mais elevadas nesta vida. Aqueles que não possuem boa saúde devem, portanto, começar a praticar o *hatha yoga*.

Na prática do *hatha yoga*, devem ser observadas regras dietéticas rigorosas. Qualquer coisa que seja forte, azeda, picante ou quente, como mostarda, licores, peixe, carne de animais, requeijão, soro de leite coalhado, bolos oleosos, cenouras, cebolas, e alho não deve ser consumida. Devem-se evitar também alimentos que, depois de cozidos, esfriaram e foram reaquecidos; assim como o excesso de sal ou de acidez, ou os que sejam de difícil digestão. Arroz, cevada, trigo, leite, açúcar, mel e manteiga são bons para a dieta de um *hatha yogue*. A maneira como os americanos vivem em hotéis e pensões, onde a comida costuma ser impura, está longe de ser favorável a esta prática. Alimentos preparados para centenas de pessoas num restaurante não são igualmente bons para todos e podem facilmente causar doenças. Aqueles que desejam gozar de perfeita saúde devem ter cuidado com o que comem; devem também observar todas as leis da higiene relativas à limpeza do corpo, ao ar fresco e à água pura. Não devem viver em casas superaquecidas; tampouco devem se entregar a estimulantes artificiais, especialmente cerveja, vinho e café. O hábito de beber café em excesso é uma séria ameaça à nação americana. Muitas pessoas já estão sofrendo de esgotamento nervoso como resultado da indulgência nesse sentido, e há muitos poucos casos em que o sistema nervoso não seja afetado de alguma forma.

Aquele que deseja praticar o *hatha yoga* deve primeiro encontrar um professor desse Yoga, que tenha perfeito controle sobre seu corpo físico; e tendo-o encontrado, deve levar uma vida em estrita concordância com suas instruções. Deve viver em local retirado e onde as mudanças climáticas não sejam repentinas nem extremas. Ser um vegetariano rígido e abster-se de todos os tipos de bebidas que estimulem o organismo. Nunca deve encher o estômago com uma grande quantidade de alimentos. Deve observar as leis morais e praticar a continência absoluta. Deve aprender a controlar seus sentidos, manter seu corpo limpo e purificar sua mente despertando sentimentos de bondade e amor por todas as criaturas vivas.

O iniciante neste ramo do Yoga deve conquistar gradativamente as diferentes posturas do corpo e dos membros. Essas posturas são chamadas em sânscrito de *asana*. Existem ao todo oitenta e quatro delas descritas na ciência do *hatha yoga*. Cada uma delas, quando praticada com exercícios respiratórios especiais, desenvolve certos poderes latentes nos centros nervosos e nos diferentes órgãos do corpo. Outro objetivo na prática do *asana* é remover o elemento *Tamas*[8], que causa peso no corpo, e livrar o organismo dos efeitos do resfriado, catarro, fleuma, reumatismo e muitas outras doenças. Alguns dos exercícios aumentam a ação do estômago e do fígado, enquanto outros regulam as atividades de outros órgãos. O tremor do corpo e a inquietação dos membros, que são obstáculos bastante frequentes no caminho do domínio da mente, podem facilmente ser removidos pela prática do *asana*.

O leitor pode ter uma ideia do *asana* a partir das seguintes descrições[9]:

I. Sente-se no chão com as pernas cruzadas, colocando o pé esquerdo sobre a coxa direita e o pé direito sobre a coxa esquerda, mantendo o corpo, o pescoço e a cabeça em linha reta.

II. Depois de sentar-se nesta postura, segure o dedão do pé direito com a mão direita e o dedão do pé esquerdo com a mão esquerda (as mãos, vindo de trás das costas, e se cruzando).

III. Sente-se ereto em um lugar plano, pondo firmemente o peito de ambos os pés entre as coxas e as panturrilhas das pernas.

IV. Assumindo a postura I, coloque as mãos entre as coxas e as panturrilhas e, plantando as palmas firmemente no chão, levante o corpo acima do solo.

V. Sentado no chão, estique as pernas retas à frente, segure os dedões dos pés com as mãos sem dobrar os joelhos.

VI. Realizada essa postura, toque os joelhos com a testa. Este *asana* desperta o fogo digestivo, afina a região lombar e remove muitas doenças.

VII. Segurando os dedos dos pés como na postura V, mantenha um braço estendido e com o outro puxe o outro dedo do pé em direção à orelha, como você faria com a corda de um arco.

VIII. Plante as mãos firmemente no chão, apoie o peso do corpo sobre os cotovelos, pressionando-os contra as laterais da região lombar. Em seguida, levante os pés acima do solo, mantendo-os rígidos e retos no nível da cabeça.

Este *asana*, de acordo com o *hatha yoga*, cura as doenças do estômago, baço e fígado, e todos os distúrbios causados pelo excesso de gases, bile ou fleuma. Também aumenta o poder de digestão.

IX. Deite-se de costas no chão, completamente estendido, mantendo a cabeça no mesmo nível do corpo. Este *asana* elimina a fadiga e traz descanso e tranquilidade à mente.

O estudante de *hatha yoga*, tendo se aperfeiçoado no controle de algumas dessas posturas, deve começar a fazer os exercícios de respiração. Deve estudar cuidadosamente a ciência da respiração em todos os seus aspectos. A postura I é um dos melhores e mais fáceis *asanas* para quem deseja controlar a respiração. Favorece uma circulação calma e uma respiração lenta.

Um iniciante deve primeiro praticar a respiração abdominal através de ambas as narinas, mantendo um tempo definido para inspiração e expiração. Gradualmente, deve ser instruído por seu mestre a prender e expirar o ar. Praticando esta suspensão interna e externa da respiração por algumas semanas, deve começar a praticar a respiração alternada. Poderá inspirar pela narina esquerda por quatro segundos e expirar pela direita por quatro segundos, depois inverter a ordem, inspirando pela direita e expirando pela esquerda. Os exercícios respiratórios alternados purificarão os nervos e deixarão o aluno apto para exercícios de respiração superiores. O aluno deve então inspirar por uma narina por quatro segundos, prender a respiração por dezesseis segundos e expirar pela outra narina contando oito segundos. Este exercício, se praticado regularmente por três meses, gerará novas correntes nervosas e desenvolverá o poder de cura latente no sistema.

O *yogue* que deseja curar problemas orgânicos ou doenças de qualquer tipo, deve combinar os exercícios respiratórios superiores com as diferentes posturas do corpo que têm relação direta com o órgão enfermo. Deve despertar o poder de cura armazenado na base da coluna vertebral e direcioná-lo para a parte doente.

O *hatha yoga* descreve vários métodos de limpeza dos órgãos internos. Alguns deles são extremamente benéficos para quem sofre de dor de cabeça crônica, resfriado, catarro, dispepsia ou insônia.

Absorver água fria pelo nariz remove a dor de cabeça ou resfriado crônico. Um *hatha yogue* limpa a passagem entre o nariz e a boca inserindo cordões macios de fios delicados pelas narinas que saem pela boca. Pode passar o cordão por uma narina e retirá-lo pela outra. Isso purifica a cabeça, aguça a visão e remove doenças nas partes acima dos ombros.

Um *hatha yogue* limpa o canal alimentar engolindo uma longa fita de musselina fina de sete centímetros de largura. Purga as impurezas dos intestinos introduzindo água através da abertura na extremidade inferior do canal alimentar. Isso ele faz com a ajuda de exercícios respiratórios sem o uso de nenhum instrumento. Em seguida, impelindo a água pelo exercício alternado dos músculos do abdome, elimina a água pela mesma passagem. Um *yogue* experiente pode lavar todo o canal alimentar bebendo uma grande quantidade de água e deixando-a passar pela abertura na extremidade inferior. Assim fica livre de distúrbios estomacais ou intestinais. Esses exercícios são especialmente recomendados para quem é flácido, fleumático ou corpulento.

Ele cura a insônia assumindo a postura IX, ao mesmo tempo em que faz algumas respirações profundas e as segura após cada inspiração.

Um *hatha yogue* pode enrolar sua língua. Diz-se que aquele que pode enrolar sua língua virada para cima está livre da velhice e da morte, vence o sono, a fome e a sede e se eleva acima do tempo. Os poderes de um perfeito *hatha yogue* são realmente notáveis Ele pode fazer e desfazer qualquer coisa à sua vontade. É o mestre de todas as leis físicas.

Vemos, portanto, que saúde perfeita e longevidade são os resultados imediatos das práticas de *hatha yoga*. Para o autêntico buscador da Verdade absoluta, no entanto, elas têm pouco valor, exceto quando se tornam um meio de atingir a realização superconsciente. De acordo com ele, se um homem vive quinhentos anos e ainda assim não atinge o estado de consciência de Deus, ele é pouco melhor do que um carvalho que pode durar muitas gerações e crescer muito, mas no final é apenas um carvalho. O homem, ao contrário, que morre aos trinta anos, tendo realizado sua unidade com a Divindade, alcançou infinitamente mais do que aquele que possui saúde perfeita, longevidade, poderes psíquicos ou o dom da cura; pois ele se tornou um Deus vivo neste mundo e pode apontar o caminho da salvação para toda a humanidade. Os exercícios de *hatha yoga*, portanto, devem ser praticados apenas até o ponto em que o buscador sincero da verdade não alcance o *raja yoga*, a única que conduzirá a alma à consciência divina e à liberdade perfeita.

Raja yoga

O *hatha yoga*, como já vimos, é totalmente dedicado ao controle das funções do corpo e ao domínio das forças físicas, sendo seu ideal uma constituição sadia, bem adaptada para superar as condições físicas e ambientais que se apresentam como obstáculos no caminho do progresso espiritual. O *raja yoga*, ao contrário, lida inteiramente com a mente e o poder psíquico e pode ser chamado de ciência da psicologia aplicada. Seu objetivo é remover todos os impedimentos mentais e obter uma mente saudável e perfeitamente controlada. O principal objetivo de seu treinamento é desenvolver e fortalecer a vontade, bem como o poder de concentração, e conduzir o buscador da Verdade pelo caminho da concentração e meditação até o objetivo final de toda religião.

Este caminho é chamado *raja yoga* ou o método real (*raja* significa "rei"), porque o poder de concentração e a força de vontade não são apenas maiores do que qualquer força física, mas são essenciais para a aquisição de todos os outros poderes. O homem que possui uma mente vigorosa dominada por uma vontade bem desenvolvida, com forte poder de concentração, pode facilmente tornar-se o mestre da natureza física e, em pouco tempo, atingir a realização da Verdade, sendo domínio especial do *raja yoga* ensinar como isso pode ser realizado. Seu estudo foi encorajado por todos aqueles que entraram em contato com os *raja yogues* da Índia, tanto nos tempos antigos quanto nos modernos. Foi exaltado por Pitágoras, por Platão e pelos neoplatônicos, como Plotino e Proclo, pelos gnósticos e pelos místicos cristãos da Idade Média, e até hoje é, em certa medida, praticado por freiras e monges católicos romanos das ordens superiores. Spinoza, Kant, Schopenhauer, Ralph Waldo Emerson, elogiaram-no, declarando que seu objetivo é desvendar o mistério da natureza da alma humana e desenvolver os poderes latentes existentes em cada indivíduo. Foi provado pelo exemplo vivo dos *yogues* que, pela sua prática, é possível adquirir o poder pelo qual todas as outras forças do Universo podem ser controladas, e o *raja yoga* afirma que quem obtém domínio sobre a sua mente é capaz de governar todos os fenômenos da natureza.

Ensina que a mente é o poder soberano do Universo e que, quando suas forças são devidamente concentradas em qualquer objeto particular, a verdadeira natureza desse objeto será revelada. Em vez de usar um instrumento, se empregarmos adequadamente os poderes mentais que já possuímos e os concentrarmos absolutamente em um ponto, poderemos com facilidade conhecer todas as particularidades do objeto para o qual eles foram direcionados. Esse objeto pode ser físico, mental ou espiritual. A mente concentrada de um *yogue* pode ser comparada a uma lanterna elétrica. Ao lançar os raios convergentes de sua mente em direção a um objeto distante, seja denso ou sutil, todos os detalhes desse objeto são iluminados e tornam-se conhecidos. A visão das pessoas comuns não é tão penetrante porque suas forças mentais são dissipadas como os raios difusos de uma luz comum. Da mesma forma, se a mente se concentrar em objetos internos ou em verdades que existem no reino universal, poderá adquirir o conhecimento perfeito dessas coisas.

Portanto, fica evidente que o poder de concentração é maior do que o poder dos sentidos ou do que pode ser obtido com a ajuda de instrumentos. Se desenvolvermos o controle de nossas faculdades mentais, tornando a mente introspectiva e dominando todas as distrações que a desviam, e direcionarmos a nossa energia mental concentrada para nosso Eu superior, a verdadeira natureza do ego individual será revelada, e perceberemos que nosso Eu imutável é a Alma de tudo, e é igual à Realidade última do Universo. Perceberemos então que o Ser Divino, a quem, na ignorância, adoramos como separado de nós mesmos, não está longe de nós, não habita fora de nós, mas é o nosso próprio Eu onipotente que reside dentro de nós. Reconheceremos também que o mesmo Espírito é uno e onipresente, e que é a Verdade Absoluta subjacente ao nome e à forma de cada objeto fenomênico. Este conhecimento emancipará a alma da escravidão da ignorância.

O *raja yoga* afirma que o mundo exterior existe apenas em relação à natureza interior de cada indivíduo. O que a mente é para si mesma, o mundo fenomênico da percepção sensorial é para a mente. O externo é apenas o reflexo do interno, o que ganhamos, o que recebemos, é apenas a semelhança ou o reflexo do que já demos. Os fenômenos mentais são apenas efeitos de forças invisíveis, que não podem ser descobertas pelos sentidos ou por qualquer instrumento que a mente humana possa inventar. Podemos tentar sempre conhecer essas forças mais sutis por meio de nossas percepções sensoriais, mas nunca chegaremos a um resultado satisfatório. Um *raja yogue* entende isso e, portanto, dá pouco valor aos instrumentos. Ele não depende de seus poderes sensoriais, mas se esforça para obter todo o conhecimento por meio do poder da concentração. A ciência do *raja yoga* apresenta os diversos passos que conduzem à realização deste ideal. Explica clara e cientificamente os processos e métodos pelos quais a concentração pode ser desenvolvida. No entanto, não pede ao aluno que aceite qualquer coisa baseada em boatos, ou que acredite nela com base na mera autoridade das escrituras ou dos escritores. Mas afirma certos fatos, pede ao aluno que experimente, observe os resultados e tire suas próprias conclusões.

Não há nada de misterioso no sistema de *raja yoga*. Pelo contrário, indica as leis que regem os chamados mistérios e explica em que condições se produzem os fenômenos dos mistérios. Mostra que, enquanto a causa real de um evento for desconhecida, ele nos parecerá misterioso. Baseando-se no terreno sólido da lógica e da razão, a ciência do *raja yoga* desvenda os enigmas do Universo e direciona a alma individual para a realização do objetivo final de todas as religiões. Seus princípios são altamente morais e edificantes. Ajuda o aluno a compreender o verdadeiro propósito da vida e descreve a maneira pela qual é possível atingi-lo neste mundo, nos diz que não devemos pensar tanto no que acontecerá após a morte, mas fazer o melhor uso do presente e desenvolver os poderes latentes que já possuímos, ao mesmo tempo que nos lembra repetidamente do fato de que o progresso feito nesta vida será a base do progresso futuro. Se ganharmos ou desenvolvermos certos poderes antes de morrer, esses não serão perdidos, mas permanecerão conosco aonde quer que formos após a morte; enquanto as posses externas, como sabemos, não podem nos acompanhar na sepultura. As únicas coisas que levamos da vida são nosso caráter, nossa experiência e o conhecimento adquirido com isso. São as nossas posses reais, e são essas que o *raja yoga* nos ajudará a desenvolver; visto que seu objetivo principal é moldar o caráter e conduzir o estudante ao conhecimento da natureza divina da alma. Os métodos que ensina são praticados sem o ingresso em nenhuma organização secreta, mas apenas seguindo as orientações de um verdadeiro *raja yogue*, que é puro e simples, cuja mente está livre de dúvidas e que não está apegado aos objetos do plano fenomênico.

A prática de *raja yoga* é dividida em oito passos. Os quatro primeiros são os mesmos do *hatha yoga*. O primeiro e o segundo, *yama* e **niyama**,[10] incluem todas as leis éticas que regem nossa natureza moral. A estrita observância dessas leis é necessária para a prática dos demais passos do *raja yoga*. Todos os princípios fundamentais da ética expostos por Buda e todas as verdades proclamadas no Sermão da Montanha estão contidos nesses dois primeiros passos. Um iniciante na prática de *raja yoga* deve viver uma vida estritamente moral e pura, caso contrário não avançará neste caminho, nem alcançará a mais alta Verdade ou compreenderá a Divindade que habita dentro dele. Um neófito deve lembrar que pureza, castidade e moralidade são os pilares da estrutura da Ciência do Yoga. Entre os requisitos do primeiro passo, estão não matar, não roubar, não mentir, ser contido, perdoar, ter firmeza de caráter, ser bondoso com todas as criaturas vivas, ser simples, ser moderado na dieta e ser limpo. O não matar deve ser praticado em pensamento, palavra e ação, assim como não mentir e não roubar. O caráter deve ser firme, pois o aluno tem de persistir diante de todos os obstáculos até atingir a perfeição espiritual. Ele não deve encarar o estudo como uma moda passageira, apenas para satisfazer sua curiosidade momentânea, mas deve continuar com paciência e perseverança até que o ideal mais elevado seja realizado.

O segundo passo inclui austeridade, tolerância, contentamento, fé no Ser Supremo, caridade, estudo e autoentrega à Vontade Divina. Todos os exercícios físicos necessários para manter o corpo em perfeitas condições encontram-se no terceiro passo[11]. A saúde é essencial para a obtenção do conhecimento mais elevado. Aqueles que sofrem de doença não podem manter sua mente estável, não podem fixar sua atenção nas verdades existentes no plano espiritual, porque naturalmente sua mente estará centrada nas partes doentes do corpo. Um iniciante, que possua um corpo saudável e uma mente bem equilibrada, deve escolher qualquer *asana*, ou postura do corpo, na qual possa sentar-se firmemente por um longo tempo sem sentir dor nos membros. Na prática de *raja yoga*, porém, não é preciso ser tão exigente quanto à postura corporal. O aluno deve simplesmente observar que a coluna vertebral é mantida perfeitamente reta enquanto pratica as lições de respiração na postura sentada.

Pranayama, ou exercícios respiratórios, constitui o quarto passo. A prática de certos exercícios respiratórios removerá muitos obstáculos, como desânimo, preguiça e fraqueza física, e será útil para obter controle sobre os sentidos, órgãos sensoriais e centros nervosos, bem como para acalmar a inquietação da mente. Qualquer pessoa que pratique esses exercícios respiratórios regularmente adquirirá um poder espantoso sobre sua mente e seu corpo. Quem sofre de preocupação, ansiedade, nervosismo ou insônia, obterá excelentes resultados mesmo em poucos dias pela prática de exercícios respiratórios adequados. Aqueles que estudaram a ciência da respiração saberão que resultados são esses; mas o objetivo principal do *pranayama* no *raja yoga* é desenvolver o poder de concentração.

Alcançar a introspeção mental é o quinto passo. Chama-se *pratyahara*. Se pudermos afastar a mente dos objetos externos, fixá-la em algum objeto interno e colocá-la sob o controle da vontade, realizaremos tudo o que é requerido nesta etapa. *Pratyahara* é um preparativo para a concentração. Antes que o aluno seja capaz de se concentrar em qualquer objeto particular, deve aprender a reunir as forças mentais dispersas. Este processo de agrupar os poderes da mente e impedi-la de desviar-se para objetos externos é o que os *yogues* designam como *pratyahara*.

Em seguida vem a concentração. Depois de passar pelos cinco passos preliminares, se a pessoa se concentrar, os resultados alcançados serão extraordinários. Aqueles, no entanto, que não praticaram os passos introdutórios acharão este extremamente difícil, pois o terreno deve ser preparado antes que bons resultados possam ser obtidos.

A meditação é o sétimo estágio[12] e através dela se passa para *samadhi*, ou o estado de supraconsciência, que é o oitavo e último passo. Nesse estado, o sexto sentido da percepção mais sutil é desenvolvido, o olho espiritual é aberto e a pessoa fica cara a cara com o Ser Divino que habita dentro de si. Nele, o estudante percebe que seu Eu verdadeiro é uno com o Espírito universal, e recebe toda a revelação e toda a inspiração que pode vir à alma humana. Muitos podem pensar que a revelação procede de alguma fonte externa, seja através do favor de algum anjo ou espírito brilhante ou do Deus pessoal extracósmico, mas um *yogue* sabe que revelação ou inspiração é a revelação do Eu superior interior, e que a realização das verdades espirituais chega àquela alma que atingiu o oitavo degrau do *raja yoga*. Esforço incessante, persistência e perseverança na prática são necessários para atingir o estado de supraconsciência. Aquilo que é realizado nele não pode ser revelado pelo intelecto ou por qualquer outra faculdade mental; portanto, diz-se que a Verdade não pode ser alcançada pela leitura de livros ou escrituras, ou pelo intelecto ou percepção sensorial, mas alcançando-se o estado de supraconsciência. Aqueles que desejam conhecer a Verdade, que buscam a Realidade última do Universo e não estão satisfeitos com o conhecimento obtido por meio dos sentidos ou com a ajuda de instrumentos, devem lutar arduamente para entrar em *samadhi*, porque somente através dele eles descobrem seu ideal e alcançam a morada da felicidade. Antes, porém, de chegar a esse estado, terão de seguir fielmente os diversos passos já enumerados e, com paciência e perseverança, vencer todos os entraves que se apresentam no caminho.

Há muitos obstáculos ao *samadhi*, como a tristeza, a doença, a preguiça mental, a dúvida, a cessação do esforço para atingir o *samadhi*, o peso do corpo e da mente, a sede por coisas mundanas, o falso conhecimento, a falta de concentração, o afastamento do estado uma vez alcançado, a respiração irregular, etc. Eles podem ser facilmente evitados pela prática regular sob a orientação de um mestre *yogue*. Se um estudante tentar praticar sozinho qualquer um dos exercícios indicados no *raja yoga*[13], ele pode ter algumas experiências desagradáveis capazes de perturbar sua mente ou sistema nervoso; mas se ele tiver um *raja yogue* experiente para orientá-lo, então não terá dificuldade em vencer todos os empecilhos e perigos, e em alcançar o objetivo desejado. Alguns dos poderes gerados por essas práticas são perigosos demais para serem manipulados por um aluno inexperiente, podendo não apenas feri-lo, mas até levá-lo à loucura. Houve, de fato, muitos desses casos entre aqueles que tentaram praticar sem a ajuda de um guru ou professor espiritual bem qualificado.

Tendo removido todas as obstruções neste caminho, o aluno deve ter a confiança de que está se aproximando da meta final do *raja yoga*.

Quando o estado de supraconsciência for alcançado, todas as dúvidas cessarão para sempre, todas as perguntas relativas à natureza da alma serão respondidas, a busca pela Verdade cessará, a mente ficará tranquila, e a alma se emancipará da escravidão da ignorância e da autoilusão. O *yogue* nunca mais será vítima das atrações do mundo ou será distraído pelos objetos dos sentidos. O universo inteiro lhe aparecerá como o campo do Ser Divino; e ele sentirá constantemente que seu corpo e sua mente são como instrumentos movendo-se sob a direção da Vontade onipotente que se manifesta através de todas as formas. Assim, tendo adquirido força espiritual e iluminação, ele se tornará o conquistador de si mesmo e o mestre da natureza ainda nesta vida.

"Somente ele alcançou a felicidade nesta terra, apenas ele conquistou o mundo, que obteve perfeito controle sobre sua mente e seu corpo, cuja alma repousa tranquila e cujos olhos contemplam a Divindade em tudo e tudo naquele Ser Eterno, que é a morada infinita da existência, do conhecimento e da bem-aventurança absoluta."

Karma yoga

Um dos significados da palavra "Yoga" é "destreza no trabalho". Para tornar esse significado ainda mais específico, é acrescentado o termo sânscrito *karma*, derivado da raiz verbal *kri*, que quer dizer *agir*. Tomado em seu sentido literal, portanto, *karma* significa *ação* e refere-se a todas as ações, sejam elas da mente ou do corpo. Onde quer que haja atividade de qualquer tipo, isso é *karma*. Neste sentido, a devoção, o amor, a adoração, a meditação, a concentração, a discriminação são todos *karma*; assim como também o são, pela mesma razão, o comer, o beber, o andar, o falar ou o desempenhar qualquer função orgânica.

Mais uma vez, toda ação, como sabemos, é seguida por uma reação. Nenhuma ação pode ser separada de seu resultado, assim como nenhuma causa pode ser absolutamente desconectada de seu efeito. Consequentemente, o significado secundário de *karma* abrange todas as reações ou resultados de ações. A cadeia de causa e efeito, conhecida como "lei da causalidade", também é chamada de *karma*; e toda ação do corpo e da mente é regida pela lei do *karma* ou da ação e reação. Por estarmos sujeitos a esta lei natural, temos trabalhado neste mundo desde o passado sem começo, e colhemos os resultados de nossos esforços, sejam agradáveis ou desagradáveis, bons ou maus.

Quando, além disso, consideramos que o efeito de cada ação deixa sua impressão na substância mental, impressão essa que se torna a semente de uma nova ação de natureza semelhante, compreendemos o terceiro significado do termo. Nesse sentido, a palavra *karma* inclui os resultados acumulados de ações passadas, ou melhor, as sementes das atividades futuras.

Portanto, o caráter de um indivíduo, que é o resultado agregado das obras de sua vida anterior, é chamado de *karma*. Da mesma forma, a vida futura será a soma total dos resultados das ações mentais e físicas da vida presente.

Karma yoga é, portanto, aquele ramo da ciência do Yoga que discute as três ideias transmitidas pela palavra *karma*, explica a filosofia do trabalho, descreve o método pelo qual a alma individual pode se desvencilhar da roda da ação e reação, e tendo escapado da lei irresistível da causalidade pela qual todos estão presos, pode alcançar a liberdade perfeita, cumprir o propósito mais elevado da vida e, assim, apenas por meio da ação correta, alcançar o objetivo final de toda religião. É o caminho mais adequado para aqueles que não acreditam em nenhum credo, que não são devotos e que não se importam em adorar um Deus pessoal ou orar para Ele.

Karma yoga ensina que a causa do sofrimento, da miséria, da doença e do infortúnio, que ofuscam nossa vida terrena, está em nossas próprias ações. Colhemos o fruto daquilo que nós mesmos semeamos. Essas causas estão dentro de nós. Não devemos culpar nossos pais nem qualquer espírito maligno por nossos sofrimentos, mas devemos olhar para dentro de nós mesmos para descobrir a fonte deles. Este ramo do Yoga também descreve o segredo do trabalho, sabendo que podemos remover todas as causas de limitação e sofrimento e desfrutar de liberdade, paz e felicidade tanto aqui quanto após a morte. Nos ensina que toda ação inspirada pelo desejo de resultados prende a alma a esses resultados e, consequentemente, torna-se uma fonte de escravidão. O segredo do trabalho consiste em trabalhar pelo amor a ele e não pelos seus frutos. Se esse princípio for aplicado às ações de nossa vida diária, então cada trabalho feito por nós nos ajudará a avançar para a perfeita emancipação da alma. Quem cumpre seus deveres compreendendo o segredo do trabalho, torna-se verdadeiramente altruísta e finalmente obtém conhecimento de seu verdadeiro Eu, que é imortal e divino.

Conforme o *karma yoga*, o verdadeiro Eu, quando se identifica com as limitações da mente e da forma física, aparece como "ego", "produtor" ou "agente" e, ao realizar o trabalho por diversos motivos, permanece apegado a seus resultados. Assim, nos sentimos unos com nosso corpo e nos esforçamos para enriquecer o estreito e limitado "eu" pela obtenção daquilo que "não é o eu". Esse conhecimento imperfeito do "eu", ou melhor, essa ignorância do verdadeiro "eu", é a causa do egoísmo.

Do egoísmo, por sua vez, procede todo aquele desejo de resultados que nos obriga a viver e agir como escravos. *Karma yoga* nos mostra o caminho pelo qual podemos nos tornar conscientes de nosso verdadeiro Eu e, ao ampliar o alcance do "ego" limitado, podemos torná-lo universal. Quando tivermos conseguido isso, viveremos no mundo trabalhando não por motivos egoístas, mas pela humanidade, com tanto interesse no coração quanto tínhamos quando trabalhávamos para nós mesmos. Tampouco buscaremos o conforto e o prazer dessa pequena personalidade que agora é o principal centro de nosso interesse e esforço, mas lutaremos pelo bem de todos.

Qualquer um que deseje se tornar um verdadeiro *karma yogue* deve entender claramente a filosofia do trabalho[14] e se lembrar de que toda ação do corpo e da mente deve produzir algum efeito que acabará retornando ao praticante; e que, se houver o menor desejo de resultado, será a semente de uma ação futura de natureza semelhante. Ele também deve perceber que toda ação produz uma reação semelhante. Se a ação estiver em harmonia com as leis morais e físicas que governam nossas vidas, então a reação que recair sobre o agente trará apenas o que é bom – paz, descanso, fortuna, saúde e felicidade. Se, ao contrário, essas leis forem violadas, o resultado será ruim, produzindo inquietação, desconforto, perdas, doenças e infelicidades.

Aquele que seguir pelo caminho do *karma yoga* não deve nem mesmo pensar mal do outro, porque na tentativa de ferir os outros, primeiro nos ferimos. Cada pensamento coloca a substância mental em certo estado de vibração e abre a porta para a influência de mentes que estão no mesmo estado de vibração. Portanto, quando acalentamos maus pensamentos, corremos o duplo risco de afetar outras mentes e de sermos influenciados por todas as pessoas mal-intencionadas que possuem pensamentos semelhantes, ou melhor, expomos nossa mente a todos os maus pensamentos que foram pensados no passado e armazenados na atmosfera mental do mundo. Um resultado correspondente vem da manutenção de bons pensamentos. Esta é a razão pela qual os malfeitores ficam piores a cada dia, e os praticantes de boas ações tornam-se cada vez melhores.

Um *karma yogue* deve perceber que existe um Ser, ou um Espírito, no Universo. Vendo este mesmo Ser ou Espírito em todas as criaturas vivas, ele deveria reconhecer os direitos de todos e não deveria ferir ninguém, seja mental ou fisicamente. Tal *yogue* é verdadeiramente altruísta, sendo uma bênção para o mundo e para a humanidade.

Aquele que deseja praticar *karma yoga* deve abandonar o apego ao fruto de seu trabalho e aprender a trabalhar pelo trabalho, tendo em mente a ideia de que com seu trabalho está retribuindo a dívida que tem com os pais, com a sociedade, com o país e com toda a humanidade. Como a ama zelosa cuida de outros filhos, sabendo que não são seus, mas que foram colocados sob sua responsabilidade para que possam ganhar experiência e desenvolver seus poderes e sentimentos latentes.

Um autêntico *karma yogue* reconhece que seu verdadeiro Eu não é um executor de ações, mas que toda atividade mental e física é meramente o resultado das forças da natureza. Portanto, ele nunca afirma que qualquer trabalho, seja bom ou ruim, foi feito por seu verdadeiro "Eu". Permite que a mente, o intelecto e os órgãos dos sentidos trabalhem incessantemente, enquanto em sua alma ele se apega firmemente à ideia de que, como testemunha, ele é o conhecedor de toda atividade, mental ou física. Desta forma, ele se liberta da lei do *karma* e escapa de todos os resultados do trabalho que prendem os trabalhadores comuns. Do mesmo modo, ele não se preocupa com o sucesso ou o fracasso em sua vida cotidiana. Dá o melhor de si em cada esforço que faz e, depois de cumprir seu dever com o máximo de sua capacidade, se fracassar, não se aflige, mas, dizendo consigo mesmo que fez tudo o que pôde naquelas circunstâncias, ele mantém a calma e usufrui da paz de espírito mesmo diante da derrota.

O objetivo de um *karma yogue* é viver no mundo e agir como um mestre, não como escravo. Os mortais comuns obedecem implicitamente aos mestres do desejo e da paixão, seguindo-os sem questionamento ou discernimento. Mas aquele que escolhe o caminho do *karma yoga* busca o controle absoluto sobre o desejo e a paixão e direciona a força que se manifesta através desses canais para o mais alto ideal de vida – a liberdade da alma.

Ao cumprir todos os deveres da vida, o *karma yogue* se refugia no amor, tornando-o a única força motriz por trás de cada ação do corpo e da mente; e quando que ele cumpre qualquer dever, é sempre por amor. Entende que o senso de dever é uma servidão, enquanto o trabalho feito com sentimento de amor liberta a alma e traz a paz, o descanso e, no final, a felicidade eterna.

Todos os grandes líderes espirituais da humanidade, como Cristo e Buda, eram *karma yogues*. Eles trabalharam pela humanidade por meio do amor e mostraram com seu exemplo como a liberdade perfeita pode ser alcançada pelo trabalho correto. Buda não pregou a adoração de um Deus pessoal, mas estabeleceu a verdade de que aqueles que não acreditam em um Deus pessoal e não são devotos podem alcançar a meta mais elevada de todas as religiões pelo caminho do *karma yoga*.

Bhakti yoga

Bhatki yoga ensina que o objetivo final de todas as religiões pode ser alcançado por meio do amor e da adoração ao Deus pessoal, que é o Criador e Governador do universo fenomênico. Leva ao mesmo destino que todos os outros ramos do Yoga, mas é especialmente adequado para aqueles que são de natureza emocional e têm o sentimento de amor e devoção altamente desenvolvidos. É para aqueles devotos que, conscientes de sua própria fraqueza decorrente da falta de autocontrole e de conhecimento, buscam ajuda externa; e que, refugiando-se no Supremo, rogam-Lhe o perdão dos pecados cometidos por ignorância das leis morais e espirituais que regem nossa vida.

Todos os sistemas dualistas de religião, como o Cristianismo, o Judaísmo e o Maometismo, que defendem a adoração de um Deus pessoal, consciente ou inconscientemente, pregam *bhakti yoga* e direcionam seus adeptos ao longo desse caminho.

A palavra *bhakti* significa *devoção*, enquanto *Yoga* neste caso significa *união da alma individual com Deus*. Portanto, *bhakti yoga* é o método de devoção pelo qual a verdadeira comunhão da alma com a Deidade Suprema é realizada. Mostra que tipo de devoção e amor por Deus levará a alma à relação mais íntima com o Ser Divino; e como mesmo os sentimentos comuns de um coração humano, quando direcionados para Deus, podem se tornar o meio de atingir a unidade espiritual com a Alma do universo. O *raja yoga* nos diz que o desejo, a paixão, o amor, o ódio, o orgulho, a raiva, devem ser completamente dominados antes que a perfeição possa ser alcançada. Um estudante de *raja yoga* não deve apenas manter vigilância constante sobre sua mente, mas também praticar fielmente os oito passos já descritos, se quiser atingir seu ideal mais elevado; enquanto no *bhakti yoga* aprendemos que todos os desejos e paixões, sejam bons ou ruins, podem ser direcionados para Deus. Então, em vez de prender a alma ao mundanismo e ao apego terreno, eles se tornam um meio de alcançar a consciência de Deus e a liberdade absoluta do egoísmo e da maldade.

Um adepto do *bhakti yoga* deve sentir Deus o mais próximo possível de sua alma; e considerá-lo não apenas como o Senhor do universo, mas como pai, mãe, irmão, irmã, amigo ou filho.

Mesmo a relação existente entre marido e mulher pode ser cultivada e desenvolvida no coração de um amante de Deus, embriagado pelo vinho do Amor divino, que comove a alma. Quando o coração inteiro e a alma de um *bhakta* ou amante de Deus fluem como a correnteza ininterrupta de um poderoso rio, superando todas as barreiras e precipitando-se em direção ao oceano da Divindade, ele não encontra outra atração no mundo, não tem outro pensamento, não nutre outro desejo, não fala outra palavra e não vê nada senão sua bem-amada, a Divindade Onipresente. Resigna-se inteiramente a Ela e entrega sua vontade à vontade do Todo-Poderoso. Trabalha, mas sem pensar em resultados. Cada ação de seu corpo e mente é realizada simplesmente para agradar à sua Amada. Sua força motriz é somente o amor e com isso ele rompe a cadeia do egoísmo, transcende a lei do *karma* e se torna livre. Assim, um verdadeiro *bhakti yogue*, estando constantemente em sintonia com o Infinito, perde o sentido do *eu*, *mim* e *meu*, abrindo espaço para *tu*, *ti* e *teu*.

Um *bhakta* nunca esquece sua relação com a Amada. Sua mente está concentrada e focada, consequentemente a meditação torna-se fácil para ele. A verdadeira devoção e a lembrança contínua do Ideal Divino levam à meditação incessante e, finalmente, elevam a alma ao *samadhi*, onde realiza

Deus e comunga com Ele, sem ser perturbado por qualquer outro pensamento, sentimento, ideia ou sensação. Ao morrer para os fenômenos sensoriais, vive no plano espiritual da consciência de Deus. Para onde quer que olhe, esse *yogue* vê a presença da Divindade que tudo permeia e desfruta de paz e felicidade ilimitadas em todos os momentos de sua vida. É por essa razão que o *bhakti yoga* é considerado o mais fácil de todos os métodos. O que um *raja yogue* alcança apenas após anos de prática, um *bhakta* realiza em pouco tempo através de extrema devoção e amor. Aquilo que um *karma yogue* considera tão difícil de alcançar, um *bhakti yogue* atinge facilmente oferecendo os frutos de todo os seus trabalhos à Fonte Onipotente de toda atividade e o fim último de todos os motivos.

O *bhakti yoga* tem dois graus: o primeiro é chamado *Gauni*, ou preparatório, e inclui todas as práticas preliminares; o segundo é o *Para*, ou o estado de supremo amor e devoção a Deus. Um iniciante em *bhakti yoga* deve, antes de tudo, preparar o terreno de seu coração, libertando-o do apego aos objetos terrenos e aos prazeres dos sentidos; então, despertar nele o desejo extremo de ver Deus, de realizar a Divindade, de ir à Fonte de todo o conhecimento e de alcançar a perfeição e a consciência de Deus nesta vida. Deve ser absolutamente sério e sincero. Deve buscar a companhia de um verdadeiro amante de Deus, cuja vida é pura e imaculada, que renunciou a todas as conexões mundanas e que percebeu a verdadeira relação que a alma individual mantém com o Espírito universal. Se, por sorte, encontrar um *bhakta* tão verdadeiro, ele deve receber dele a semente de *bhakti*, plantá-la no solo de seu coração e, seguindo fielmente as instruções do mestre, tomar cuidado especial para mantê-la viva e fazê-la crescer, até que se torne uma grande árvore que produz o fruto do Amor Divino. Deve ter respeito, reverência e amor por seu mestre, que abrirá seu olho espiritual e transmitirá seus próprios poderes espirituais à sua alma. Quando esses poderes começarem a agir, a alma será despertada do sono profundo da ignorância e da autoilusão.

O guru ou mestre espiritual, conhecendo a tendência natural do discípulo, irá aconselhá-lo a considerar Deus como seu Mestre, ou como seu Pai ou Mãe, e assim estabelecerá uma relação definida entre sua alma e Deus. Portanto, o discípulo deve aprender a adorar ou orar ao Supremo por meio dessa relação particular. Nesse estágio, os símbolos, os rituais e as cerimônias podem atrair a sua mente; ou ele pode repetir algum nome do Senhor que signifique o aspecto especial da Divindade correspondente à relação que mantém com Ele. A repetição constante desse nome ajudará a mente do neófito a se concentrar no Ser Divino. Durante esse período, ele deve evitar companhia, lugares e diversões que o façam esquecer o Ideal escolhido. Deve viver uma vida casta e pura, sempre distinguindo o certo do errado e lutando para controlar suas paixões e desejos, direcionando-os para Deus. Deve sentir raiva de si mesmo por não realizar seu ideal; deve odiar sua natureza imoral porque ela o afasta do caminho de *bhakti* e o impede de se lembrar de sua Amada. Assim, gradualmente conseguirá corrigir suas faltas e obter domínio sobre sua natureza animal.

O seguidor do caminho de *bhakti* deve observar a limpeza do corpo e da mente, deve ser sincero e levar uma vida simples, sem ferir mental ou fisicamente nenhuma criatura viva. Não deve matar nenhum animal para se alimentar, nem deve cobiçar o que não lhe pertence. Deve, além disso, obedecer às leis da saúde que tendem a torná-lo fisicamente forte, bem como às leis morais cuja violação enfraquece a mente.

Enquanto o devoto pensar em Deus como tendo uma forma e acreditar que Ele está fora de sua alma e do universo, pode fazer uma imagem mental Dele e adorar o Ideal Divino através dessa forma, ou pode manter diante de si alguma figura simbólica como a cruz que o fará lembrar de seu Ideal no momento da devoção. No entanto, um *bhakta* nunca deve confundir a forma imaginária ou a figura simbólica com o Ideal real. Onde quer que haja tal erro, encontra-se degeneração espiritual e a manifestação da ignorância na forma de sectarismo, preconceito e fanatismo.

Gradualmente, à medida que o *bhakta* se aproxima de Deus, ele se elevará acima de tais concepções dualistas e perceberá que seu Amado não é apenas transcendente, mas imanente em natureza, que a natureza é Seu corpo, que Ele habita em todos os lugares, que Ele é a Alma de nossas almas e a Vida de nossa vida, que Ele é o Todo estupendo do qual somos apenas parte. O *bhakta* então alcança aquele estado que é chamado não dualismo qualificado. Ele vê que, desde o menor inseto até o homem, todas as criaturas vivas estão relacionadas com o *Ishvara*, assim como uma parte está relacionada com o todo. Portanto, ele não pode matar ou ferir qualquer ser vivo. Compreendendo que tudo o que pertence a qualquer parte pertence na realidade ao todo, ele diz: "Tudo o que é meu é Teu". E é a partir deste momento que a autorenúncia absoluta e a autoentrega à vontade do *Ishvara* começam a reinar supremas na alma do *yogue*. Então ele é capaz de dizer do fundo de seu coração: "Seja feita a Tua vontade", e nunca mais pode esquecer que sua alma é uma parte do *Ishvara*. Doravante, sua devoção consiste em lembrar essa nova relação, e sua adoração assume uma nova forma. O que quer que ele faça com a mente ou o corpo torna-se um ato de adoração ao Supremo Todo, pois percebe que não possui nenhum poder que não pertença a Deus. O comer, o beber, o caminhar, o falar e todos os outros trabalhos de sua vida diária tornam-se atos de devoção, e toda a existência desse *bhakta* é uma série contínua de atos de adoração. Então o coração é purificado e o egoísmo morre.

O devoto assim se eleva ao segundo grau do *bhakti yoga* e começa a saborear aquele Amor Divino que é o fruto da árvore de *bhakti*. Aqui desaparece toda distinção entre o amante e o Amado; o amante, o Amado e o Amor se fundem em um oceano de Divindade. A alma do *bhakta* é transformada e, manifestando onisciência, consciência de Deus, liberdade perfeita e todas as outras qualidades divinas, atinge o ideal mais elevado do *bhakti yoga*.

Jnana yoga

O último é *jnana yoga*, o caminho da sabedoria. A palavra *jnana*, sendo derivada da raiz sânscrita *jn*, saber, significa conhecimento; e o ideal que ela apresenta a seus seguidores é a realização daquela Verdade absoluta, que é a única fonte comum de todos os fenômenos subjetivos e objetivos do universo. Ela ensina que há uma Vida, um Ser, uma Realidade, e que todas as noções de distinção e diferenciação, todas as crenças na dualidade ou multiplicidade permanente da existência, são irreais e ilusórias.

Jnana yoga baseia-se inteiramente nos princípios monísticos do *Advaita*[15] ou sistema não dualista do Vedanta[16]. Seu propósito é mostrar que sujeito e objeto são apenas duas expressões de um Ser ou Substância Absoluta; que Deus e o homem, o Criador e a criatura, são apenas aspectos diferentes de uma Realidade universal. Seu objetivo é resolver os diversos fenômenos em um Ser último, do qual procedem todos os poderes e todas as forças manifestadas na natureza externa e interna, e que é a morada da inteligência infinita e da felicidade eterna.

De acordo com *jnana yoga*, a matéria, a mente, o intelecto, os poderes dos sentidos, os nomes e as formas são apenas manifestações aparentes daquela Substância única que é chamada em sânscrito de *Brahman*. Podem nos parecer reais, mas, na verdade, têm apenas uma realidade relativa. Os fenômenos do universo são como as ondas no oceano de *Brahman*. Assim como as ondas se elevam no mar, e, depois de brincar por um tempo, mais uma vez se fundem nele, as ondas do sujeito e do objeto se elevam, vivem e se dissolvem no oceano daquela substância absoluta, *Brahman*, que é descrito no *Vedanta* como "Aquele do qual todos os objetos animados e inanimados nascem, pelo qual vivem e para o qual retornam após a dissolução. Deve ser conhecido e compreendido por todos." É a essência da Divindade. É como a tela eterna sobre a qual o Criador ou o Ego Cósmico e os egos criados ou individuais são pintados por *Maya*, o insondável poder criativo do Ser Infinito.

O objetivo principal do *jnana yoga* é unificar Deus e a alma individual e mostrar a unidade absoluta que existe entre eles no plano espiritual mais elevado. O ego individual, sendo o reflexo ou imagem da Divindade ou *Brahman*, em sua verdadeira natureza é divino, e esse verdadeiro Eu é conhecido em sânscrito como *Atman*. O conhecimento dessa unidade do *Atman* ou realidade subjetiva com *Brahman*, a Verdade Universal, é descrito no *jnana yoga* como o único meio de alcançar a completa libertação da escravidão do egoísmo e do apego ao corpo e aos sentidos, que são as causas de todo mundanismo, infelicidade e miséria. Apenas a luz do conhecimento de *Atman* e de sua unidade com *Brahman* dissipará a escuridão da ignorância que nos impede de alcançar a morada da Existência, Inteligência e Bem-aventurança absolutas, e que agora nos ilude identificando o eu individual com o corpo, os sentidos, a mente e suas modificações. Essa ignorância é designada em sânscrito por *Avidya*, e é a fonte de todo falso conhecimento, egoísmo, apego ao eu inferior e ao mundo. Sendo enganados pelo poder ilusório de *Avidya*, confundimos corpo com alma e alma com corpo, matéria com espírito e espírito com matéria. Na ignorância de nosso verdadeiro Eu, trabalhamos apenas para satisfazer motivos egoístas e colher algum resultado de nossas ações. Contudo, o *jnana yoga* nos despertaria desse sono de ignorância, mostrando-nos que o *Atman* é imortal, imutável, onisciente e livre por sua própria natureza por toda a eternidade; que através da influência de *Avidya*, o ego individual pensa em si mesmo como mutável e sujeito ao nascimento e à morte, e esquecendo que a fonte da liberdade, do conhecimento e da felicidade eterna habita dentro de si, ele busca o conhecimento e a felicidade no exterior e se torna escravo dos desejos e das paixões. Além disso, nos lembra de que tudo o que pensamos ou realizamos mental ou fisicamente é como um sonho no sono da autoilusão causada pelo poder de *Avidya*. *Esses* sonhos do sono da ignorância não podem ser removidos pelo trabalho, pela devoção ou pela meditação, mas pela luz e poder de *Vidya*, o conhecimento do *Atman* ou Eu e de sua relação com *Brahman*.

Este conhecimento não resulta de nenhum ato virtuoso ou oração, mas vem à alma quando o intelecto e o coração foram purificados por obras altruístas e corretas, e quando o ego individual começa a discriminar entre o *Atman* real e imutável e a matéria ou força aparente e mutável. O *jnana yoga* ensina que a diferenciação e a análise adequada são indispensáveis para a aquisição do conhecimento do verdadeiro Eu e da Realidade subjacente aos objetos fenomênicos. Declara ainda que o conhecimento do Eu trará à alma a realização da Verdade Absoluta mais rapidamente do que a prática de *raja*, *karma* ou *bhakti yoga*.

O caminho da sabedoria, portanto, é mais adequado para aqueles buscadores sérios e sinceros da Verdade que não se inclinam para a vida ativa, que não são devotos em sua natureza, mas que são sobretudo intelectuais e que, tendo percebido o caráter transitório e efêmero dos objetos fenomênicos, não se contentam mais com os prazeres dos sentidos. É para aqueles que desejam se libertar de todos os grilhões e apegos, e que não se importam com a prosperidade terrena, o sucesso, a honra social, a fama ou a realização de ambições pessoais; mas cujo único desejo é saber quem são na realidade, qual a sua verdadeira natureza e que relação existe entre sua alma, Deus e o universo.

Quem percorre este caminho deve ter tendências filosóficas, intelecto aguçado e grande poder de análise da verdadeira natureza das coisas. Deve também ter a firme convicção de que a Verdade ou Realidade última do universo é imutável. Usando a espada do correto discernimento entre o Eu e o não Eu, deve cortar todos os laços e nunca permitir ser dominado por qualquer influência externa ou interna. Sua mente não deve ser perturbada por paixões ou desejos, seus sentidos bem controlados e seu corpo forte, saudável e capaz de suportar todas as dificuldades e superar todas as condições ambientais. Deve ser desapegado; e estar sempre pronto para renunciar a tudo que não o ajude na realização da Verdade. Deve ter confiança absoluta nos ensinamentos dos *jnana yogues*, ou aqueles que se tornaram videntes da Verdade seguindo o caminho da sabedoria; e deve também ter fé nas Verdades finais expostas pelo sistema monístico do *Vedanta*.

A mente de um iniciante em *jnana yoga* deve possuir o poder de perfeita concentração e meditação; e sua alma deve ser preenchida com o desejo de liberdade absoluta de todas as condições relativas e das leis que governam os fenômenos. Deve perceber que mesmo o gozo dos prazeres celestiais é uma espécie de escravidão, uma vez que mantém a alma enredada nas malhas da relatividade fenomênica. Estando bem equipado com todas essas nobres qualidades como suas armas, um *jnana yogue* deve lutar contra as aparências fenomênicas e, com o ideal da unidade do verdadeiro Eu e do *Brahman* Absoluto sempre diante dos olhos de sua mente, deve marchar em direção à sua realização, quebrando todos os nomes e formas com o martelo da análise correta e rompendo todos os laços de apego com a espada do discernimento adequado. Não deve parar até que a meta seja alcançada. Aquele que segue o caminho da sabedoria queima a vasta floresta das árvores de nomes e formas fenomênicas, iniciando nela o fogo do conhecimento correto. Todos esses nomes e formas são produzidos por *Maya*, o poder insondável de *Brahman*; e de acordo com o *jnana yoga* este poder de *Maya* é inseparável de *Brahman* assim como o poder de aquecimento é inseparável do fogo. Um *jnana yogue*, em sua busca por *Brahman*, deve rejeitar todos os nomes e formas dizendo "Isso não", "isso não", até perceber o Uno sem nome, sem forma e absoluto Ser do universo, no qual o sujeito e o objeto, o conhecedor, o conhecimento e seu objeto, perdendo sua relatividade, fundem-se no oceano infinito da Bem-aventurada Existência e da Suprema Inteligência.

Um buscador sincero da Verdade deve ouvir repetidas vezes que o *Atman* ou o verdadeiro Eu é uno com *Brahman* ou a Verdade eterna; e deve repetir frases como: "Eu sou *Brahman*", "Eu sou uno com a Fonte Absoluta do conhecimento, existência e bem-aventurança". Deve pensar constantemente no significado de *Tat Twan asi*, "Tu és isto", devotando seu tempo a meditar sobre esta unidade até que a luz de *Brahman* ilumine sua alma, dissipando as trevas de *Avidya* e transformando seu ego na essência de Divindade.

Em vez de adorar um Deus pessoal como o *bhakta*, o *jnana yogue* procura entender claramente o verdadeiro significado de todos os Seus atributos conforme as diferentes escrituras – como Criador ou Governador do universo, Ele é Espírito, infinito, onisciente, todo-poderoso, imutável, verdadeiro e uno; e rejeitando a adoração do Deus pessoal como um ato procedente de *Avidya*, ou ignorância da natureza divina do Eu ou *Atman*, deve ele buscar aquilo que está acima de todos os atributos e além de todas as descrições, que transcende o reino do pensamento e não pode ser revelado por intelecto ou entendimento humano. Deve perceber que todas as concepções de um Deus pessoal são mais ou menos antropomórficas, e que o próprio Criador deve ser fenomênico, pois só pode existir em relação ao objeto criado. Um *jnana yogue*, consequentemente, não ora ao Deus pessoal ou a qualquer outro Espírito ou Ser. Para ele, orações e devoções são inúteis e desnecessárias. Não busca nenhuma ajuda sobrenatural ou misericórdia divina, pois está consciente da natureza onipotente e onisciente do *Atman*, e sabe que seu verdadeiro Eu está além do bem e do mal, acima da virtude e do vício, ilimitado por todas as leis, e que reina sobre a natureza em sua própria glória. Sente que é da mesma essência que o Criador ou Deus pessoal. Em lugar de se identificar com o corpo, a mente, os sentidos ou o intelecto, lembra sempre que é o *Atman*, que não nasce, não morre, não peca, não teme, é imutável, permanece eternamente sereno, sem ser afetado por experiências, emoções, sensações agradáveis ou desagradáveis, ou por mudanças mentais e físicas.

Um verdadeiro *jnana yogue* constantemente tenta se manter acima de todas as condições fenomênicas, e repete incessantemente: "Eu sou *Brahman*", "*Soham*", "Eu sou Ele", "Eu sou Ele". Diz em si mesmo:

"Não sou mente, intelecto, ego, sentidos; não sou terra, água, ar, fogo, éter, mas minha verdadeira natureza é a existência absoluta, o conhecimento e a bem-aventurança. Eu sou Ele, Eu sou Ele."

"Não sou a atividade orgânica, nem os elementos do corpo, nem o senso de conhecimento, nem o da ação, mas sou a absoluta existência, o conhecimento e a bem-aventurança. Eu sou Ele, Eu sou Ele."

"Não tenho ódio, amor, ganância, ilusão, egoísmo, orgulho, vaidade, credo, fé, objetivo ou desejo de liberdade. Eu sou a existência absoluta, o conhecimento e a bem-aventurança. Eu sou Ele, Eu sou Ele."

"Não tenho virtude, vício, pecado, prazer, dor, escrituras, rituais ou cerimônias. Eu não sou alimento, nem sou o devorador. Eu sou a existência absoluta, o conhecimento a e bem-aventurança. Eu sou Ele, Eu sou Ele."

"Não morro, nem temo a morte, não tenho nascimento, distinção de casta; pai, mãe, amigo, nem inimigo, mestre ou discípulo. Eu sou a existência absoluta, o conhecimento e a bem-aventurança. Eu sou Ele, Eu sou Ele."

"Não tenho dúvidas nem perguntas. Sou sem forma e onipresente. Sou o Senhor eterno da natureza e o mestre dos sentidos. Não sou limitado nem livre. Sou uno com *Brahman*. Sou a Divindade onipresente, sou o Senhor imutável de todos. Sou a existência absoluta, o conhecimento e a bem-aventurança. Eu sou Ele, Eu sou Ele."

Desse modo, praticando constantemente o discernimento e elevando-se acima de toda relatividade e aparências fenomênicas, o *jnana yogue* percebe a Verdade absoluta, imutável e eterna nesta vida e finalmente se torna uno com ela; o *jnana yoga* declara que aquele que conhece *Brahman* torna-se *Brahman*, pela mesma razão que o conhecedor de Deus não pode ser outro senão o próprio Deus. Um *jnana yogue* nunca esquece que seu verdadeiro Eu é *Brahman*. Tendo atingido essa suprema consciência de Deus, vive no mundo como testemunha eterna de todas as mudanças mentais e físicas. Sempre feliz e imperturbável, viaja de um lugar para outro, mostrando à humanidade o caminho para a liberdade e a perfeição absolutas. Um perfeito *jnana yogue* vive, de fato, como a personificação da Divindade absoluta nesta terra.

A ciência da respiração

A Ciência do Yoga, com seus vários ramos, justamente pretende, como já vimos, desvendar os mistérios da vida e da morte. Alguns dos pensadores progressistas do Ocidente estão começando a entender a importância dessa nobre ciência e a explicar os problemas da existência por meio dela; mas os fisiologistas, anatomistas, biólogos e médicos modernos ainda estão incertos quanto à solução adequada desses problemas; quanto mais investigam, mais dúvidas surgem em suas mentes. Nos últimos cinquenta anos, as várias pesquisas nas diferentes áreas da ciência, como a física, a química, a fisiologia e a biologia, aparentemente concluíram que a vida nada mais é do que o resultado de ações físicas e químicas na estrutura orgânica; de que não há força vital distinta e separada das forças físicas e químicas que foram descobertas no laboratório dos cientistas.

Alguns dos estudiosos da ciência estão até ansiosos na vã expectativa de que algum dia ouvirão falar da descoberta de uma substância, produzida artificialmente em laboratório, que viverá, se moverá, crescerá, se multiplicará e morrerá como uma partícula de matéria viva. A maioria dos pensadores modernos, de fato, sustenta que a vitalidade é apenas o resultado da atividade mecânica dos órgãos; que a vida vem diretamente da matéria morta e obedece às leis físicas, químicas e mecânicas; que um animal vivo não passa de uma máquina; e que todas as suas ações, sejam do corpo ou da mente, são puramente mecânicas. Dizem que um protoplasma vivo é apenas uma combinação de certos elementos químicos, subordinados às leis comuns da química; que o vivo e o não vivo são um; e que o vivo vem diretamente do não vivo. Segundo esses cientistas, o ser humano nada mais é do que o resultado mecânico de certas transformações químicas regidas pelas leis da natureza física. Se, porém, lhes perguntarmos que força determina essas modificações físicas e mecânicas, qual é o poder que causa todas essas mudanças químicas com tantas variedades, respondem que não o sabem.

Somos realmente como máquinas, sujeitos a leis mecânicas e nada mais? Nosso crescimento é inteiramente devido ao processo de acréscimo e agregação de matéria no mundo não vivo? Somos apenas uma precipitação acidental, deposição ou cristalização de átomos e moléculas que não são governados por nenhum poder superior às forças físico-químicas? Estudantes de fisiologia agora aprendem em seus livros esta teoria físico-química da origem da vida. Riem daqueles que usam expressões como "energia vital", "força vital" ou "vitalidade", no sentido de algum poder separado e distinto das forças físico-químicas da natureza. Na realidade, quando estudam fisiologia, descartam todas as ideias de vitalidade ou força vital; acreditam em uma natureza desprovida de vitalidade ou vida, e tentam explicar a formação de células cerebrais, nervos, tecidos e a construção dos vários órgãos de um animal vivo sem reconhecer a existência de um agente vital. Uma reação, no entanto, ocorreu recentemente na Europa, e uma classe de pensadores científicos apareceu, sendo o Dr. Lionel S. Beale o mais proeminente, que, não tendo encontrado nenhuma explicação satisfatória da vida por meio dessas teorias, após observação mais detalhada e experimentação, chegando à conclusão de que existe uma força vital inteiramente distinta das forças mecânicas ou físico-químicas, e que se manifesta através de partículas vivas da matéria.

Efetivamente o corpo humano é uma máquina, mas não como qualquer uma feita pelo homem. É uma máquina vital que se move, se autorregula e se ajusta automaticamente, governada pela força de vontade e pela inteligência. Foi produzida por um germe de vida que possuía vitalidade e a capacidade de se tornar consciente, de querer, pensar e produzir atividade psíquica, na qual estão incluídas todas as emoções e pensamentos pertencentes a um ser humano. Por germe de vida entende-se aquele germe de matéria ou substância que contém a potencialidade da vida e da mente. Embora a manifestação dessa força vital dependa da estrutura orgânica, não é igual a nenhuma das forças familiares que conhecemos; não é como o calor, a eletricidade, o magnetismo ou a atração molecular. Pelo contrário, é uma força que governa e dirige todas essas forças físicas mais densas. É o diretor da corrente telegráfica que notifica a energia do músculo quando e como ele deve se esforçar. Coordena todos os movimentos automáticos, controla o todo e as partes do sistema, e é o próprio princípio da simples vida animal. O órgão especial por meio do qual executa sua função principal e foi construído para diferenciá-la de outras energias, para dar-lhe uma forma e um propósito, e proporcionar-lhe um veículo de expressão, é o nervo espinhal do vertebrado e o órgão equivalente em outros animais.

Essa misteriosa e invisível energia ou força vital é chamada *Prana*[1] em sânscrito. O ramo da Ciência do Yoga que trata dessa força misteriosa, descrevendo sua origem e natureza, e ensinando como pode ser controlada e utilizada na produção de resultados prodigiosos, é conhecida como a Ciência do *Prana*. Normalmente, o termo é traduzido para o inglês pela palavra *breath*, respiração, sendo denominado Ciência da Respiração, no entanto, *Prana* não é uma simples respiração. Nos *Upanishads* é definido como a causa de todo movimento e vida, tanto no mundo orgânico quanto no inorgânico. Onde quer que haja a menor expressão de movimento, vida ou mente, desde o menor átomo, animal microscópico, ameba ou bioplasma, até o maior sistema solar e o mais elevado homem, tudo é a manifestação da força onipresente chamada *Prana*. Ela é una, mas aparece como múltipla por meio de suas diversas expressões. É a mãe de todas as forças psíquicas, químicas e físicas. A filosofia *Vedanta* a descreve como a generalização final das múltiplas forças da natureza. É indestrutível; a morte da forma pela qual se manifesta não pode destruí-la; mas não deve ser confundida com a atração molecular, pois é muito mais sutil; não pode ser vista, tocada, pesada, medida ou capturada por nenhum meio.

Conforme a *Vedanta*, antes do início da Criação, o estado causal incondicionado do universo continha *Prana* potencial. A *Vedanta* não faz a afirmação absurda de que a vida surgiu da não vida. Não admite que a energia vital seja resultado de forças mecânicas, mas, ao contrário, nos diz que é uma força que opera simultaneamente com forças físico-químicas. São todas, de fato, expressões da única energia viva de *Prana*. Embora alguns dos monistas[2] da ciência moderna reconheçam que toda matéria e força brotam de uma fonte comum, ou de uma energia eterna, ao mesmo tempo negam a existência de vida ou vitalidade nessa energia e declaram que ela não é viva. Tentam provar que a vida é o produto de algum tipo de movimento da matéria morta; enquanto a *Vedanta* ensina que todos os fenômenos do universo evoluíram de uma Substância eterna que possui *Prana* ou a força vital, a mente, a inteligência e a consciência cómicas. Estas podem ser interdependentes, mas como todas existem em um ser humano, a infinita variedade de forças também existe naquele Ser vivo eterno, cujo corpo é o universo.

A Ciência do Yoga afirma que este *Prana* é a causa final de todas as forças manifestadas da natureza. Por que um átomo se move e vibra?

Um cientista não sabe, mas um *yogue* diz ser por causa do *Prana*. Essa força que produz vibração em um átomo ou molécula é uma das expressões da energia do *Prana* ou o princípio cósmico da vida. O mesmo *Prana* aparece como o poder pelo qual um germe de vida atua no plano físico, provoca movimento nas moléculas de suas células e constrói uma estrutura adequada, repara lesões e reproduz sua espécie. Ele gera atividade em um protoplasma, em um bioplasma ou em uma ameba, assim como no mais elevado homem. Está intimamente relacionado com a mente, que inclui todas as atividades psíquicas e a inteligência manifestada por esse germe nos diferentes graus de sua evolução. O poder vital e a mente são, de fato, dois aspectos de um *Prana*. Um germe de vida possui mentalidade tanto quanto vitalidade, e os fenômenos desses dois aspectos estão intimamente ligados um ao outro. Na ciência do Yoga, a relação entre a mente e o *Prana* é análoga a que há entre um cavalo e um cavaleiro. Sendo o *Prana* o cavalo que a mente individual cavalga. O corpo se move como um automóvel quando é impulsionado por dentro pela força do *Prana* e guiado pelo motorista da mente inteligente. A atividade do mecanismo do corpo paralisa se *Prana* ou força vital cessar de vibrar. Novamente, quando a vibração de *Prana* é interrompida, a mente não opera mais no plano físico. É por esta razão que a força vital ou *Prana* é chamada o meio através do qual a mente expressa seus poderes no plano físico.

O organismo animal nada mais é do que um mecanismo para a manifestação dos poderes da alma. Quando a alma deseja expressar certos poderes no plano material, ela cria, por meio de *Prana*, algum organismo adequado para realizar seu desejo. Se as atividades mentais de qualquer criatura viva mudarem, a estrutura orgânica dos nervos e das células também mudará. Vários experimentos foram feitos por diferentes cientistas, que mostram claramente que o esforço mental é a base de todas as condições fisiológicas e das funções orgânicas. Uma atividade anormal da mente invariavelmente dará origem a certas condições patológicas, porque afetará a ação vital; e quando o poder vital, que dá vida a cada célula do corpo, é influenciado, as células começarão a vibrar de maneira diferente; e o resultado será uma atividade anormal nas células dos órgãos, o que, por sua vez, produzirá várias doenças. Por outro lado, quando a atividade vital é normal, a função psíquica também é natural. A mente é tão afetada por um corpo doente quanto o sistema físico é perturbado por uma mente doente. Aquele que consegue regular sua atividade mental sabe como preservar sua vitalidade e manter um corpo saudável; enquanto aquele que tem controle sobre suas funções vitais entende o segredo de manter uma mente sadia. O homem que é capaz de dominar o corpo e a mente é o mestre de si mesmo, o rei em seu próprio reino consciente. Mas aquele que não é senhor de si mesmo vive a serviço da paixão, dos objetos dos sentidos, da riqueza, da propriedade, da ambição e de todos os desejos terrenos. Aqueles que não sabem regular suas forças vitais são sempre infelizes, pois sofrem constantemente, tanto mental quanto fisicamente.

Toda atividade irregular da mente produzirá mudanças químicas e fisiológicas nos centros nervosos, nos órgãos e, por fim, em todo o corpo. Isso pode ser demonstrado pela análise das propriedades químicas das secreções de diferentes órgãos e, especialmente, pelo estudo da respiração. Se analisarmos a respiração de uma pessoa que está fortemente movida pela raiva ou por qualquer outra paixão violenta, descobriremos que todo o seu sistema está envenenado nesse momento. Ao deixar sua respiração passar por uma determinada solução em um tubo de vidro, veremos prontamente que mudanças distintas são produzidas na solução. Essas variações são, além disso, apenas os sinais externos das modificações internas que ocorreram em todo o sistema nervoso. Na verdade, são essas alterações orgânicas que modificam a respiração, mas em um estado normal e saudável da mente e do corpo, a solução química permanecerá perfeitamente inalterada. A respiração é então regular, profunda e forte. Todo impulso passional que toma conta da mente causa uma variação correspondente nas funções respiratórias; a raiva, o ódio ou o ciúme, por exemplo, são marcados por uma respiração curta e rápida, enquanto pensamentos de paz, felicidade verdadeira e amor divino produzem uma respiração longa e profunda.

Há várias maneiras de aprender a relação que existe entre atividade vital e mentalidade. Um *yogue* diz que todas as condições anormais e doentias do corpo são causadas diretamente pela expressão imperfeita ou fraca da energia vital e indiretamente pela atividade mental imprópria. A cura de uma doença, portanto, significa a remoção dos obstáculos que impedem o *Prana* de funcionar de maneira normal. Isso pode ser feito por processos físicos ou pela regulação das funções mentais. Um *yogue* cura a doença em si mesmo aumentando a ação vital; despertando os poderes latentes do *Prana*, que é a fonte de toda a força vital. Sabe como preencher todo o seu corpo, ou melhor, cada célula, com mais vitalidade. Ao regular a polaridade das células através das vibrações superiores de *Prana*, gera uma forte corrente de

Prana vibratório, dirige seu curso através das células desordenadas de seus órgãos e muda a *estrutura* dessas células criando uma rápida circulação do sangue carregado com o poder de cura do *Prana*, e enviando-o para as partes afetadas. Desta forma, as células são restauradas à sua condição normal e a doença é curada. O *yogue* faz isso conscientemente e de maneira científica com a ajuda de exercícios respiratórios acompanhados de concentração. De acordo com a ciência do Yoga, todas as correntes nervosas e todos os movimentos moleculares nas células cerebrais e nos centros nervosos são causados por este *Prana*. Se as moléculas das células forem preenchidas com uma nova e forte corrente de *Prana* ou força vital, sua vibração aumentará enormemente, e isso lhes permitirá descartar a matéria impura que retardou sua atividade natural e recuperar sua condição normal de saúde.

O mesmo *Prana* é também o poder propulsor da circulação. Um *yogue* diz que a energia vital é armazenada nos centros nervosos da medula espinhal. É a causa do movimento dos pulmões, que por sua vez produz a respiração; e a respiração é a causa da circulação do sangue e de todas as outras atividades orgânicas. A fisiologia moderna nos diz que cada parte de nosso corpo, cada tecido e cada célula respira; que o pulmão nada mais é do que um instrumento no processo respiratório, pois a operação química, que é a parte essencial dessa função, ocorre em outro lugar nas próprias células e tecidos. O pulmão é apenas a porta pela qual o oxigênio entra no sistema. Os fisiologistas do século XVIII tinham pontos de vista bastante diferentes; até mesmo o pai da química moderna, o próprio Lavoisier (1743-1794), supôs que o principal ato da respiração ocorria nos pulmões. O que realmente acontece é que o oxigênio, introduzido nos pulmões, é filtrado pelas finas paredes dos capilares pulmonares, onde encontra nos glóbulos vermelhos do sangue uma substância chamada hemoglobina, com a qual se une para formar um composto conhecido como oxi-hemoglobina, que é um composto muito instável, pois através dos tecidos, nos vasos capilares de todo o corpo, o oxigênio escapa livremente e efetua seu trabalho sobre as células. O sangue, portanto, é apenas um veículo. As "combustões orgânicas" não ocorrem nos pulmões, mas nas células e tecidos ao longo de todo o sistema.

A química fisiológica nos diz que todas as coisas, sejam elas minerais, vegetais e animais, são compostas principalmente de quatro elementos – oxigênio, hidrogênio, carbono e nitrogênio. Dos quais, o oxigênio é de maior importância, pois é o mais amplamente difundido, constituindo em peso um quinto da atmosfera, oito nonos do oceano e de toda a água, quase metade da rocha maciça e de toda substância sólida, e mais da metade de todos os vegetais e animais. Se um homem pesa por volta de 68 quilos, 50 quilos de seu peso serão oxigênio. Ele é a principal causa de toda atividade das forças mecânicas, químicas, musculares e mentais. A quantidade de energia ou atividade de um animal é determinada pela quantidade de oxigênio que respira; e o grau de força manifestado no organismo humano é diretamente proporcional à taxa na qual o oxigênio é introduzido no corpo. É o primeiro requisito da ação vital. Sem ele, todos os outros materiais da vida serão de pouca utilidade; e os órgãos respiratórios são o meio pelo qual ele entra no corpo. O sangue que uma vez foi usado em nosso corpo não serviria mais se não fosse purificado pelos pulmões. Normalmente, quando inalado, o ar contém 21% de oxigênio e, quando exalado, 12%, tendo perdido 9%. Em um homem adulto saudável, a pulsação média é 75 por minuto, e cerca de 60 mililitros de sangue são impulsionadas do coração para os pulmões em cada pulsação, ou aproximadamente 4,25 litros por minuto. A quantidade de sangue no corpo humano é por volta de um quinto do peso de todo o corpo, ou cerca de 13 litros em um homem pesando 63 quilos. Desse modo, a quantidade total de sangue no sistema fluirá pelos pulmões no curto período de três minutos; ou seja, a cada vinte e quatro horas, terá circulado por eles o vasto peso de 6.123 litros.

É bem sabido agora que, geralmente, apenas um sexto da capacidade total dos pulmões é usado; se os restantes cinco sextos fossem devidamente ativados, quem pode dizer que resultados maravilhosos seriam alcançados?

A natureza não deu capacidade a qualquer órgão sem um propósito; e temos certeza de que, se todos utilizassem a capacidade plena de seus pulmões, desapareceria a fraqueza ou a doença pulmonar. Se entendermos a ciência da respiração, podemos desenvolver nossa capacidade pulmonar ao máximo; então, por meio de exercícios respiratórios bem regulados, purificaremos cada partícula de matéria nas células dos órgãos e, com a ajuda da corrente de *Prana*, finalmente eliminaremos toda fraqueza física.

Os que tratam pela fé, pela mente e cientistas cristãos, curam as doenças sem prescrever remédios; os *yogues* da Índia fazem o mesmo, mas de uma maneira mais científica. Os que curam pela fé e os cientistas cristãos nos pedem para acreditar em determinada coisa e declarar que não estamos sofrendo. Um *yogue* diz que obtemos resultados melhores e mais seguros se, por meio de exercícios respiratórios, pudermos controlar o *Prana*, aumentar a corrente vital e preencher todo o corpo com o poder curativo de *Prana*. Polarizando a atividade das células e removendo os empecilhos que impedem a manifestação adequada da corrente vital nessas células, superamos a doença. Se os curadores pela mente e os curadores pela fé conhecessem o segredo de controlar o *Prana*, sem dúvida teriam mais sucesso em suas tentativas. Alguns deles estão agora começando a fazer exercícios respiratórios e talvez com o tempo aprendam as verdades contidas na admirável ciência da respiração.

Geralmente as pessoas que nada sabem desta ciência pensam que ela ensina apenas o processo mecânico de inspirar e expirar; mas seu domínio é muito mais extenso, pois também mostra como controlar o *Prana*, como aumentar a vitalidade do sistema gerando novas correntes nervosas de ordem superior, como polarizar a vibração das células e como despertar esses poderes que jazem adormecidos no plano subconsciente, bem como nos centros nervosos da coluna vertebral. Também nos diz que, quando os poderes começam a se manifestar, nós nos elevamos acima das influências e mudanças às quais os mortais comuns estão sujeitos. A Índia é o único país onde, desde os tempos antigos, esta ciência da respiração foi cuidadosamente estudada em todos os seus aspectos pelos *yogues*. Ao longo de séculos de investigação, eles descobriram diferentes métodos de regular a respiração, pelos quais resultados maravilhosos, tanto mentais quanto físicos, poderiam ser obtidos. A partir dessas várias descobertas, surgiu a ciência da respiração, que, além do controle da respiração, também explica a relação que o processo de respiração mantém com o *Prana*, e como, ao harmonizar as vibrações das células nervosas com as leis superiores da força vital, ganha-se maestria sobre *Prana*. Este controle de *Prana* leva ao domínio completo de todas as forças que governam a mente e o corpo.

O objetivo de um *yogue* é estabelecer a harmonia absoluta entre suas ações vitais e suas funções mentais, transcender as leis, elevar-se acima da influência de todas as condições ambientais e ser o governante supremo da mente e do corpo. Segundo o *yogue*, esse perfeito autodomínio e a consequente liberdade não são alcançados por quem não aprendeu o segredo da regulação da energia vital e não adquiriu o poder de direcioná-la para onde for necessário. Antes que alguém possa controlar essa força vital invisível, deve conhecer seu principal centro no corpo; deve aprender onde este rei invisível das atividades físicas está entronizado, quem são seus assistentes e como ele governa seu reino.

Um *yogue* diz que o rei ou *Prana* reside com seus assistentes nos centros nervosos da coluna vertebral. Esses centros são as principais estações onde essa força vital é armazenada. Há muitos centros na medula espinhal, dos quais saem nervos motores e sensoriais que cobrem todo o corpo, incluindo seus órgãos. Todas as sensações e movimentos dos membros dependem desses centros nervosos na coluna vertebral e no cérebro. Há duas correntes que fluem para dentro e para fora do cérebro através da coluna vertebral e dos nervos; chamadas aferente e eferente – em sânscrito, *ida* e *pingala*. Elas percorrem os canais anterior e posterior da medula espinhal, os quais fornecem os dois caminhos pelos quais as correntes de *Prana* viajam. Como a energia nervosa está espalhada por todo o corpo, o único meio de regulá-la é controlando os principais centros ou estações na coluna vertebral. Se, portanto, alguém deseja controlar o *Prana*, deve primeiro aprender a governar as principais estações através das quais ele opera. Depois de estudar a relação desses diferentes centros, os *yogues* descobriram que havia seis de importância primária. Aqueles que desejam saber seus nomes podem consultar o volume sobre o *Raja yoga*, de Swami Vivekananda.

De acordo com a ciência da respiração, o rei desses seis principais[3] centros nervosos da medula espinhal está entronizado no centro oposto ao tórax; é o centro respiratório e em sânscrito é denominado de *anahata*[4]. Ele move os pulmões, produz a respiração e dá atividade a todos os outros centros que dependem dele. Se o centro-rei for perturbado ou vibrar anormalmente, aqueles que estão sujeitos a ele e, através deles, todo o sistema agirão de maneira correspondente; e o resultado será doenças, problemas orgânicos ou problemas de saúde contínuos. Enquanto, porém, o centro-rei estiver em condições normais, o movimento dos pulmões que causa a inspiração e a expiração será regular. O *yogue* que deseja controlar os centros nervosos primeiro se esforça para obter domínio sobre o centro respiratório. A ciência da respiração ensina que, ao regular a respiração, o movimento dos pulmões e as funções de todo o sistema nervoso podem ser regulados. Ensina ainda que, controlando os centros nervosos da coluna vertebral, pode-se facilmente obter domínio sobre as correntes que fluem por todo o sistema e, por fim, sobre a própria mente, com seus vários poderes adormecidos. Se os poderes mentais que agora estão latentes no plano subconsciente puderem ser despertados, todas as experiências de encarnações passadas e as impressões acumuladas em vidas anteriores surgirão no plano consciente e nós nos lembraremos de todas elas.

Os *yogues* dizem que a maioria das pessoas respira de forma irregular e que há diferenças na respiração dos homens e das mulheres. As causas dessa respiração irregular são muitas – comida, bebida, medo, doença, tristeza, excitação nervosa, paixão, ansiedade. Estes não afetam a respiração de modo direto, mas a influenciam indiretamente, produzindo uma atividade anormal de *Prana*, primeiro nos centros nervosos e depois no movimento dos pulmões, que se expressa externamente como uma respiração irregular. Portanto, a irregularidade da respiração é o sinal externo da ação anormal do centro respiratório na coluna vertebral.

Um *yogue* cujo centro respiratório funciona regularmente e está sob perfeito controle vive livre de fraqueza, problemas de saúde e todas as doenças. Do mesmo modo como, ao controlar a atividade de *Prana* nos centros nervosos, o movimento dos pulmões e a respiração são regulados, assim, inversamente, ao regular a respiração, os pulmões e os centros nervosos serão controlados, pois trabalham simultaneamente. Aqueles que sofrem de problemas de saúde devem dedicar atenção especial ao estudo da ciência da respiração, pois é absolutamente necessária para a construção de uma mente sã e um corpo são.

O principal objetivo de um *yogue* é observar atentamente a sua própria natureza e aprender com clareza quais forças estão operando em seu organismo e qual a relação entre elas; pois obtendo um conhecimento completo de sua própria natureza, ele obterá um conhecimento correto de todo o universo, visto que as leis que governam o corpo humano são universais. Todas essas leis nada mais são do que os modos pelos quais o *Prana* opera na natureza. Portanto, um *yogue* procura primeiro entender o *Prana* individual e as leis vitais que governam seu próprio organismo.

Na Índia, esse fato foi reconhecido e a ciência da respiração foi cuidadosamente estudada pelos sábios, que não tinham outra ambição ou propósito na vida senão adquirir conhecimento por si só. Eles explicavam essa ciência, praticavam exercícios respiratórios (observando os resultados) e instruíam seus alunos, mas não para fazer disso uma profissão, ganhar dinheiro ou fama na sociedade. Pelo contrário, recusaram-se a ensinar aqueles que vinham aprender para fins profissionais. É por causa desse seu desinteresse que o conhecimento dos *yogues* é tão puro e não adulterado por ambição ou motivos egoístas. Perceberam também os perigos que poderiam surgir da prática desses exercícios sem conhecimento. Os que estudam com mestres inexperientes devem ficar atentos, pois há grande risco de que as correntes nervosas fluam na direção errada, podendo produzir resultados anormais e até terminar em transtorno mental. A respiração correta, ao contrário, traz grandes benefícios para a humanidade quando praticada adequadamente; mas se for mal-empregada, causa muito dano, assim como qualquer medicamento quando aplicado incorretamente. Da mesma maneira que, ao estudar medicina, um homem não pode se curar sem a ajuda de um médico treinado, o mero estudo do Yoga não pode trazer resultados realmente bons, a menos que seja conduzido sob a orientação de um *yogue* experiente. É preciso se lembrar, além disso, que em um livro escrito nem tudo é dado, que cada constituição é diferente de todas as outras, e o que é útil para um pode não ser para o outro.

Qualquer pessoa que praticar fielmente, de acordo com as instruções de um professor experiente, certamente obterá resultados muito benéficos tanto para a mente quanto para o corpo. Aprenderá a gerar a força vital e aumentar a vitalidade de todo o seu organismo. Será capaz de remover todas as impurezas de seu sistema e de superar todas as condições anormais e doentias, isto é, desde que a decomposição e a desorganização não tenham avançado muito. Do mesmo modo, não será mais vítima de resfriado, calafrios, gripe, febre, reumatismo, rigidez das articulações ou músculos, paralisia e outros males, pois sabe como pode removê-los aumentando as vibrações de *Prana* e assim dando nova vida às células dos órgãos.

Todo indivíduo, seja velho ou jovem, homem ou mulher, certamente obterá algum resultado se os exercícios respiratórios forem praticados fielmente durante seis meses. Por exercícios respiratórios, no entanto, não se entende aqui apenas a respiração profunda, como é ensinado pelos professores de música, Delsarte[5] ou educação física. A respiração profunda é muito boa para fornecer um suprimento completo de oxigênio e, sem dúvida, tem seu valor, especialmente para quem usa roupas justas. Muitas das doenças de que sofrem são resultado direto da quantidade insuficiente de oxigênio para a combustão orgânica e para a manutenção da atividade dos órgãos. Os órgãos de muitas pessoas são subdesenvolvidos, ou anormalmente desenvolvidos, por causa das roupas de material artificial usadas; e para todas, essa respiração profunda será extremamente benéfica. No entanto, o excesso é prejudicial, pois dilata e sobrecarrega os pulmões e, se continuado, o aumento do desenvolvimento dos tecidos irá, após algum tempo, decair e produzir vários problemas. Aqueles que fazem aulas de respiração profunda com professores inexperientes devem pensar sobre isso. Por exercícios respiratórios entendemos aquele processo pelo qual pode ser adquirido o controle sobre o movimento dos pulmões e dos centros nervosos, como também, por fim, sobre o *Prana* ou energia vital.

Um *yogue* declara que a prática da respiração trará qualquer resultado desejado, seja físico, psíquico ou espiritual. Aquele que obtém controle perfeito sobre sua respiração poderia suspendê-la por horas e, através disso, geraria uma força no sistema capaz de levitar o corpo, neutralizando até mesmo a tremenda força da gravidade. Um *yogue* supera a morte pelo controle do *Prana*. Há muitos *yogues* na Índia que podem dizer o momento exato em que deixarão o corpo. Eles avisam: "Vou partir em tal dia, em tal hora" e, na hora marcada, renunciam conscientemente o corpo na presença de muitos. Há alguns que podem prolongar a vida indefinidamente e conseguem viver por longos períodos sem ingerir qualquer tipo de alimento sólido ou líquido.

Uma vez que tanto pode ser realizado pelo controle da energia vital do *Prana*, não surpreende que esses Mestres digam ao mundo:

"Ó mortais, estudem a ciência da respiração, aprendam o segredo de controlar o *Prana* ou a energia vital, esforcem-se diligentemente para regular a respiração, pois o controle do *Prana* trará toda a felicidade, terrena e espiritual, e através dele virá a saúde perfeita, o domínio do corpo e aquela bem-aventurança suprema que é eterna e duradoura."

Cristo foi um yogue?

Ao considerar se Cristo foi ou não um *yogue*, deveríamos primeiro entender o quão espiritual e divino alguém deve ser antes de poder ser chamado de *yogue*. Um verdadeiro *yogue* é puro, casto, imaculado, abnegado e mestre absoluto de si mesmo. Humildade, modéstia, perdão, retidão e firmeza de propósito devem ser parte de seu caráter. A mente de um verdadeiro *yogue* não deve ser apegada aos objetos e prazeres dos sentidos. Deve ser livre de egoísmo, orgulho, vaidade e ambição terrena. Vendo a natureza efêmera do mundo fenomênico, e refletindo sobre a miséria, o sofrimento, a tristeza e a doença que assolam nossa existência terrena, deveria renunciar ao seu apego às coisas externas, que produzem apenas sensações fugazes de prazer, e superar todo o apego à vida mundana que é tão forte nos mortais comuns.

Um verdadeiro *yogue* não se sente feliz quando está na companhia de pessoas de mentalidade mundana que vivem no plano dos sentidos como animais. Não está preso a laços familiares. Não afirma que esta é sua esposa e estes são seus filhos; mas, ao contrário, tendo percebido que cada alma individual, sendo um filho da Bem-aventurança imortal, pertence à Divina Família, rompe todas as relações familiares e conexões mundanas e assim se torna absolutamente livre. Um verdadeiro *yogue* preserva sempre a indiferença diante das experiências agradáveis e desagradáveis da vida; e elevando-se acima do bem e do mal, permanece imperturbável no sucesso ou no fracasso, na vitória ou na derrota, que pode acontecer-lhe como resultado de suas ações físicas e mentais.

Um verdadeiro *yogue* deve ter devoção inabalável ao Espírito Supremo, a Alma Onipotente e Onisciente de nossas almas; e percebendo que seu corpo e sua mente são o campo da onipotente Vontade cósmica, deve renunciar à sua vontade individual pela universal e deve estar sempre pronto para trabalhar, viver e morrer pelos outros. Todas as suas obras, enquanto estiver na sociedade, são uma oferta gratuita ao mundo para o bem da humanidade; mas, em outras ocasiões, deve recorrer a lugares isolados e viver sozinho, aplicando constantemente sua mente à mais elevada sabedoria espiritual que será obtida no estado de superconsciência, através da meditação sobre a unidade da alma individual com Deus, o Espírito Universal.

Um verdadeiro *yogue* vê a mesma Divindade habitando em todas as criaturas vivas. Deve também amar todos os seres humanos igualmente. Não deve ter amigos nem inimigos no sentido comum desses termos. Um verdadeiro *yogue* é iluminado pela luz da Sabedoria Divina, portanto, nada lhe é desconhecido. O tempo e o espaço não podem limitar o conhecimento e a sabedoria de um verdadeiro *yogue*. Eventos passados e futuros lhe aparecerão como coisas acontecendo diante de seus olhos. Para ele, a luz da sabedoria divina dissipou as trevas da ignorância, que impedem a percepção da verdadeira natureza da alma, tornando a pessoa egoísta, perversa e imoral. Todos os poderes psíquicos e espirituais o servem como seu verdadeiro mestre. O que ele diz, certamente acontecerá. Nunca diz uma palavra em vão. Se ele disser a uma pessoa aflita ou sofredora: "Esteja curada", instantaneamente essa pessoa estará.

Os poderes de um verdadeiro *yogue* são ilimitados, não há nada no mundo que não possa realizar. Na verdade, apenas ele tem livre acesso ao reservatório de poderes infinitos, mas nunca os utiliza para satisfazer a mera curiosidade ou motivos egoístas, obter riqueza e fama ou qualquer tipo de retorno. Não busca prosperidade mundana e sempre permanece despreocupado com o resultado de suas obras. Elogios ou censuras não perturbam a paz de sua mente. Anjos ou espíritos luminosos e os espíritos dos ancestrais se alegram em sua companhia e o adoram. Um verdadeiro *yogue* é adorado por todos. Não tendo casa nem posses próprias, vaga de um lugar para outro, sabendo que o céu é o telhado de sua casa. É facilmente agradado por todos, independentemente de sua casta, credo ou nacionalidade, e com um coração amoroso abençoa aqueles que o repreendem ou amaldiçoam. Se seu corpo for torturado ou dilacerado, ele não se vinga, mas, ao contrário, reza pelo bem-estar de seu perseguidor. Tal é o caráter de um verdadeiro *yogue*.

Desde os tempos antigos, houve muitos desses verdadeiros *yogues* na Índia e em outros países. As descrições de suas vidas e ações são, além disso, tão notáveis e autênticas quanto a vida e os atos daquele ilustre Filho do Homem, que pregou na Galileia há quase dois mil anos. Os poderes e as obras deste pacífico, gentil e abnegado homem divino, que é reverenciado em toda a cristandade como a encarnação ideal de Deus e o Salvador da humanidade, provaram que era um tipo perfeito de quem é chamado na Índia de verdadeiro *yogue*. Jesus Cristo foi reconhecido por seus discípulos e seguidores não apenas como um personagem excepcionalmente único, mas como o Filho Unigênito de Deus. É bastante natural para aqueles que nada sabem sobre a vida e a obra de semelhantes personagens ideais de grandes *yogues* e Encarnações de Deus, que floresceram em diferentes épocas, antes e depois da era cristã, acreditar que ninguém jamais alcançou tais alturas espirituais ou tal realização de unidade com o Pai Celestial, como fez Jesus de Nazaré.

Grande parte da vida de Jesus é absolutamente desconhecida para nós, e como Ele não deixou nenhum ensinamento sistemático a respeito do método pelo qual se pode atingir aquele estado de consciência de Deus que Ele mesmo alcançou, não há como descobrir o que Ele fez ou praticou durante os dezoito anos que se passaram antes de Sua aparição em público. É, portanto, extremamente difícil formar uma concepção clara de qual caminho adotou. Contudo, podemos imaginar que, tendo nascido com inclinações espirituais extraordinariamente desenvolvidas, deve ter devotado sua vida e seu tempo a tais práticas; as quais O levaram à compreensão da Verdade absoluta e à obtenção da consciência divina, e que finalmente Lhe deram um lugar entre os maiores líderes espirituais do mundo, bem como entre os desinteressados Salvadores da humanidade.

A Índia é o único país onde é encontrado não apenas um sistema completo de práticas, mas também um método perfeito, por meio do qual aspirantes bem qualificados podem alcançar a Cristandade ou o desenvolvimento espiritual e a iluminação divina que fizeram com que Jesus de Nazaré se apresentasse ao mundo como o tipo ideal de preleção espiritual. Ao estudar as vidas, os atos e os ensinamentos mais sistemáticos e científicos dos grandes *yogues* da Índia, e seguindo fielmente seus exemplos e preceitos, um discípulo sincero pode, por meio das práticas de Yoga dadas nos vários ramos da filosofia *Vedanta*, esperar algum dia tornar-se tão perfeito quanto o Filho do Homem. Essa certeza deve ser um conforto e um consolo para a alma que está lutando para alcançar a perfeição espiritual nesta vida. Uma peculiaridade, porém, dos ensinamentos dos grandes *yogues* da Índia é que a aquisição da perfeição espiritual é a meta de todos, e que cada alma individual está fadada, cedo ou tarde, a ser perfeita, assim como Cristo o foi. Eles afirmam que as verdades e as leis espirituais são tão universais quanto as verdades e leis do mundo material, e que a realização destas verdades não pode ser limitada a nenhum tempo, lugar ou personalidade em particular. Consequentemente, ao estudar a Ciência do Yoga, qualquer um pode facilmente compreender as leis e os princípios superiores, cuja aplicação explicará os mistérios relacionados à vida e obra de divindades, como Krishna, Buda ou Cristo.

Um buscador genuíno da Verdade não limita seu estudo a um exemplo particular, mas procura por eventos semelhantes na vida de todos os grandes, e não tira nenhuma conclusão até que tenha descoberto a lei universal que governa todos eles. Por exemplo, Jesus Cristo disse: "Eu e o Pai somos um". Foi apenas Ele que disse ou muitos outros que viveram antes e depois Dele e, sem nada saber de Suas palavras, proferiram expressões semelhantes? Krishna[1] declarou: "Eu sou o Senhor do universo". Buda disse: "Eu sou a Verdade absoluta". Um sufi maometano diz: "Eu sou Ele"; enquanto todo verdadeiro *yogue* declara: "Eu sou *Brahman*". Enquanto não entendermos o princípio subjacente a tais ditos, eles nos parecerão misteriosos e não compreenderemos seu verdadeiro significado, mas quando percebermos a verdadeira natureza da alma individual e sua relação com o Espírito universal, Deus, Pai Celestial ou a Verdade Absoluta, aprenderemos o princípio e não haverá mais nenhum mistério sobre isso. Teremos então certeza de que todo aquele que atingir esse estado de unidade espiritual ou consciência de Deus expressará o mesmo pensamento de maneira semelhante. Portanto, se desejarmos compreender o caráter e os feitos milagrosos de Jesus de Nazaré, o caminho mais seguro que se abre para nós é o estudo da Ciência do Yoga e a prática de seus métodos.

Esta Ciência do Yoga, como já foi afirmado, explica todos os mistérios, revela as causas dos milagres e descreve as leis que os regem. Ajuda-nos a desvendar os segredos da natureza e a descobrir a origem dos fenômenos chamados de milagrosos. Todos os milagres como "caminhar sobre as águas", "alimentar uma multidão com uma pequena quantidade de comida", "ressuscitar os mortos", sobre os quais lemos na vida de Jesus, são descritos pelos *yogues* como manifestações dos poderes adquiridos por meio de uma longa prática do Yoga. Esses poderes não são sobrenaturais; pelo contrário, estão na natureza, são governados por leis naturais, embora superiores, e são, portanto, universais. Quando essas leis são compreendidas, aquilo que é comumente chamado de milagroso por pessoas que as desconhecem, são o resultado natural de forças mais sutis trabalhando em um plano superior. Não há algo absolutamente sobrenatural. Se a concepção de natureza de uma pessoa for muito limitada, aquilo que existe além desse limite lhe parecerá sobrenatural, enquanto para outra, cuja ideia de natureza é mais ampla, a mesma coisa parecerá perfeitamente natural;

portanto, aquele milagre, ou aquele ato particular que é classificado como milagre por um cristão, pode ser explicado por um *yogue* como o resultado de forças superiores ou mais sutis da natureza. Por quê? Porque sua concepção da natureza é muito mais ampla do que a de um homem comum. Não devemos esquecer que a natureza é infinita e que existem círculos dentro de círculos, graus além de graus, planos após planos, arranjados em sucessão infinita. O desejo de um *yogue* é aprender todas as leis que governam esses vários planos e estudar cada manifestação de força, seja sutil ou densa. Sua mente não está satisfeita com o conhecimento de um plano particular de existência; seu objetivo é compreender a natureza por inteiro.

Aqueles que leram o Evangelho de Buda por Paul Carus[2], lembrarão que, quinhentos anos antes do nascimento de Jesus Cristo, Shariputra[3], o ilustre discípulo de Buda, caminhou na superfície da água através de um poderoso rio chamado Shravasti[4]. Um relato semelhante sobre cruzar um rio largo caminhando sobre as águas é encontrado na vida de Padmapada[5], o discípulo de Sankaracharya[6], o melhor expoente da filosofia *Vedanta*, que viveu por volta de 600 d.C. Krishna, o Cristo hindu, cujo outro nome é Senhor dos *yogues*, ressuscitou os mortos quase mil e quatrocentos anos antes do advento de Cristo. A transfiguração de Krishna também é descrita de maneira mais bela nos capítulos décimo e décimo primeiro da *Canção Celestial*[7] e, como Cristo, ele também alimentou uma vasta multidão de pessoas com uma pequena quantidade de comida. Há outros exemplos de poderes semelhantes mostrados por grandes *yogues* que vieram depois, e esses relatos são, em todos os aspectos, tão históricos e autênticos quanto os de Jesus Cristo. Assim, vemos que todos os milagres realizados por Jesus também podem ser encontrados na vida dos *yogues* hindus, que viveram antes e depois Dele.

Enquanto um evento estiver isolado, ele nos parecerá sobrenatural e miraculoso; mas, se vemos a mesma coisa acontecendo em outro lugar sob condições semelhantes, ela assume o aspecto de uma ocorrência natural governada pela lei natural, e então encontramos uma solução adequada do mistério, bem como a explicação racional daquilo que foi chamado milagre. É neste aspecto que a Ciência do Yoga presta um serviço especial ao mundo, pois mais do que qualquer ciência ela ajuda a revelar os segredos da natureza e a explicar as causas de todos os feitos milagrosos.

Um verdadeiro *yogue* vai até a fonte de todo poder e de todas as forças, estuda as leis por trás delas e aprende o método de controlá-las. Sabe que as várias forças da natureza são apenas expressões de uma energia inteligente, viva e universal, chamada em sânscrito *Prana*. Ele vê que todas as forças da natureza física, como o calor, a gravidade, a eletricidade, e todas as forças mentais, como a mente, o intelecto, o pensamento, nada mais são do que as manifestações daquela força viva e autoexistente, *Prana*. Essa energia inteligente projeta de seu seio inúmeros sóis, luas, estrelas e planetas no espaço físico. Tirou a Terra da fornalha escaldante do Sol, esfriou-a, banhou-a com ar e água e vestiu-a com vida vegetal e animal; cobre a atmosfera com nuvens e atravessa as planícies com rios, toma uma substância sutil e diminuta e a transforma em algo imenso e denso; move o corpo, dá vida e movimento a cada átomo e molécula e, ao mesmo tempo, manifesta-se como pensamento e intelecto.

Por que deveria ser impossível para aquele que percebeu sua unidade com esta fonte de todo poder, aprendeu o método de controlar todos os fenômenos compreendendo as leis que o governam, e tornou-se o mestre do mundo como o foi Jesus Cristo, realizar fenômenos simples como caminhar sobre as águas, transformar água em vinho ou ressuscitar os mortos? De acordo com um verdadeiro *yogue*, esses atos de Jesus Cristo foram apenas algumas manifestações dos poderes do Yoga, que foram exercidos repetidas vezes pelos *yogues* na Índia. Assim, entendemos que Cristo foi um desses grandes *yogues* nascidos em uma família semítica.

Jesus foi um grande *yogue* porque percebeu a natureza transitória e efêmera do mundo fenomênico e, discernindo o real do irreal, renunciou a todo desejo de prazer mundano e conforto físico. Como um grande *yogue*, viveu uma vida de recolhimento, cortando todas as ligações terrenas com amigos e parentes, e não teve casa nem posses.

Ele foi um grande *karma yogue*, porque nunca trabalhou para obter resultados; não buscou ter renome nem teve ambição de fama ou prosperidade terrena. Suas obras foram uma oferta generosa ao mundo. Trabalhou pelos outros, dedicou toda a sua vida para ajudar o próximo e, no final, morreu pelos outros. Desprendido dos frutos de suas ações, trabalhou incessantemente para o bem de seus semelhantes, direcionando-os no caminho da retidão e da realização espiritual por meio de obras altruístas. Compreendia a lei da ação e reação, que é o princípio fundamental do *karma yoga*, e foi por essa razão que Ele declarou: "O que o homem semear, ele colherá".[8]

Jesus de Nazaré provou ser um grande *bhakti yogue*, um verdadeiro amante de Deus, por Sua devoção inabalável e Seu amor absoluto pelo Pai

Celestial. Suas orações e súplicas incessantes, meditação constante e abnegação inabalável à vontade do Todo-Poderoso fizeram-No brilhar como uma gloriosa estrela da manhã no horizonte de amor e devoção de um verdadeiro *bhakti yogue*. Cristo mostrou admirável autocontrole e domínio sobre Sua mente durante as provações e os sofrimentos que Lhe foram impostos. Sua tristeza, agonia e autoentrega no momento de Sua morte, bem como antes da crucificação, são provas conclusivas de que era um ser humano com aquelas qualidades divinas que adornam a alma de um verdadeiro *bhakti yogue*. É verdade que por um momento Sua alma foi afetada pelo fardo pesado de Suas provações e sofrimentos; também é verdade que sentiu Sua dor tornar-se quase insuportável quando clamou três vezes em voz alta, orando ao Senhor: "Meu Pai, se puderes, que passe de mim este cálice".[9]

Mas Ele não encontrou paz nem consolo até se resignar absolutamente à vontade do Pai e dizer do fundo do Seu coração: "Seja feita a Tua vontade". Completa entrega e absoluta abnegação são as principais virtudes do *bhakti yogue*, e como Cristo as possuiu com perfeição até o último momento da vida, Ele foi um verdadeiro *bhakti yogue*.

Como os grandes *raja yogues* da Índia, Jesus conhecia o segredo de separar Sua alma de seu corpo físico, e Ele mostrou isso na hora de Sua morte, enquanto Seu corpo sofria de extrema dor, dizendo: "Pai, perdoa-lhes, pois eles não sabem o que fazem". É um evento bastante incomum ver alguém implorando perdão por seus perseguidores enquanto morria na cruz, mas do ponto de vista de um *yogue* é possível e natural. Perguntaram certa vez a Ramakrishna, o maior *yogue* do século XIX, cuja vida e palavras foram escritas por Max Müller[10]: "Como pôde Jesus orar por Seus perseguidores quando Ele estava em agonia na cruz?" Ramakrishna respondeu com uma parábola: "Quando a casca de uma noz verde qualquer é perfurada, seu caroço também é atingido. Mas no caso da noz seca, o caroço se separa da casca e, assim, quando a casca é perfurada, o caroço não é tocado. Jesus era como a noz seca, ou seja, Sua alma interior estava separada de Sua casca física e, consequentemente, os sofrimentos do corpo não o afetavam".[11,12] Portanto, Ele podia orar pelo perdão de Seus perseguidores mesmo quando Seu corpo estava sofrendo; e todos os verdadeiros *yogues* são capazes de fazer o mesmo. Houve muitos casos de *yogues* cujos corpos foram dilacerados, mas suas almas nem por um momento perderam aquela paz e equanimidade que permitiram a Jesus perdoar e abençoar Seus perseguidores. Com isso, Cristo provou que, como outros *yogues*, Sua alma foi completamente emancipada da escravidão do corpo e dos sentimentos. Portanto, Cristo foi um *yogue*.

Pelo caminho da devoção e do amor, Jesus alcançou a realização da unidade da alma individual com o Pai ou o Espírito Universal, que é o ideal de um *jnana yogue*, bem como o objetivo final de todas as religiões. Um *jnana yogue* diz: "Eu sou Ele", "Eu sou Brahman", "Eu sou a Verdade Absoluta", "Eu sou uno com a Deidade Suprema". Pelas boas obras, devoção, amor, concentração, contemplação, prolongado jejum e oração, Jesus, o Cristo, percebeu que Sua alma era una com Deus, portanto, pode-se dizer que Ele atingiu o ideal do *jnana yoga*.

Como Krishna, Buda e todos os outros grandes *yogues* da Índia, Jesus curou os enfermos, fez cegos enxergarem, coxos andarem e leu os pensamentos secretos de Seus discípulos. Sabia exatamente o que Judas e Pedro iriam fazer, e nada havia de sobrenatural em Suas ações, nada que não pudesse ser feito repetidamente por um verdadeiro *yogue*, e nada havia em Sua vida que não pudesse ser explicado racionalmente pela Ciência do Yoga e pela filosofia do *Vedanta*. Sem a ajuda dessa ciência e filosofia, Jesus Cristo não pode ser totalmente compreendido e apreciado. Ao estudar Seu caráter, por outro lado, à luz da filosofia

Vedanta, seremos capazes não apenas de entendê-Lo melhor, mas de ter uma apreciação mais ampla de Sua verdadeira glória.

A ciência material agora zomba de Seus milagres, mas são corroborados pela Ciência do Yoga e confirmados pelos feitos dos grandes *yogues* da Índia. Nenhum cristão devoto precisa temer que a ciência física enfraqueça a obra de Jesus enquanto a ciência do yoga sustentar tudo o que Ele fez. Deixe-o estudar o caráter de Jesus através da filosofia *Vedanta*, e creio que ele O compreenderá melhor e será um cristão mais verdadeiro, um discípulo mais genuíno do Filho do Homem do que foi antes. Deixe-o seguir os ensinamentos do Yoga e um dia ele se tornará perfeito como Cristo.

Foi através dos ensinamentos do *Vedanta* que os hindus aprenderam como glorificar o caráter de Jesus; assim também é por meio do *Vedanta* que um cristão aprenderá a venerar os grandes *yogues* como Krishna, Buda, Ramakrishna e outros. Através do *Vedanta* que um cristão será capaz de ver como a Divindade habita em todos os objetos animados e inanimados e, compreenderá a verdadeira relação da alma individual com o Espírito Supremo, será capaz de dizer como o grande *yogue* Jesus Cristo: "Eu e meu Pai somos um", e alcançamos a salvação nesta vida.

Notas

Introdução

1. Ramakrishna Paramahamsa [1836-1886], místico e líder espiritual indiano, foi uma figura central no renascimento espiritual da Índia durante o século XIX. Sua mensagem religiosa baseava-se na experiência direta e na realização de Deus através de diferentes caminhos espirituais. Profundamente dedicado à devoção religiosa, passou sua vida estudando as várias tradições espirituais e praticando diferentes disciplinas religiosas, incluindo o hinduísmo, o islamismo e o cristianismo. Ramakrishna acreditava que todas as religiões eram caminhos válidos para alcançar a mesma Verdade última.

2. "Não sei o que posso parecer para o mundo, mas para mim mesmo pareço ter sido apenas como um menino brincando à beira-mar, divertindo-me em encontrar de vez em quando um seixo mais liso ou uma concha mais bonita do que o normal, enquanto o grande oceano da verdade jazia totalmente desconhecido diante de mim."

Essa citação atribuída a Isaac Newton reflete sua humildade e o reconhecimento da vastidão do conhecimento ainda a ser explorado.

3. As Upanishads são um conjunto de textos sagrados do hinduísmo que formam parte importante da literatura védica. Consideradas como algumas das mais antigas escrituras filosóficas da Índia, são valorizadas como uma fonte de sabedoria espiritual e metafísica. A palavra "Upanishad" deriva da raiz sânscrita "upa" (perto) e "shad" (sentar), sugerindo o significado de "sentar-se próximo" ou "sentar-se perto do mestre". Isso reflete a natureza dialógica entre discípulo e mestre espiritual, em que conhecimentos profundos são transmitidos e discutidos.

Esses textos exploram questões fundamentais sobre a natureza da existência, da realidade última (*Brahman*) e do eu interior (*Atman*). Abordam tópicos como a natureza do universo, a relação entre o indivíduo e o cosmos, a imortalidade da alma e a busca da libertação espiritual (*moksha*) do ciclo de nascimentos e mortes (*samsara*). Existem mais de 200 Upanishads, mas apenas cerca de dez são consideradas principais.

O que é yoga?

1. Em referência aos Estados Unidos, onde Swami Abhedananda chegou em 1897 a pedido de Swami Vivekananda para assumir o comando da Sociedade Vedanta neste país. Ele permaneceu por cerca de 25 anos viajando pelas Américas. Além dos Estados Unidos, esteve no Canadá e no México divulgando a filosofia Vedanta e os ensinamentos do seu guru Ramakrishna, retornando à Índia em 1921.

2. Os maniqueístas eram seguidores de uma antiga religião chamada maniqueísmo, dualismo religioso sincretista que se originou na Pérsia e foi amplamente difundido no Império Romano (III d.C. e IV d.C). Acreditavam em uma luta cósmica entre forças do Bem e do Mal.

3. Na tradição hindu, os *Rishis* são sábios iluminados que receberam revelações ou *insights* espirituais pela prática intensa de meditação, contemplação e busca interior. Os *Rishis* são considerados os antigos videntes ou "sábios videntes" que descobriram as verdades eternas e os princípios fundamentais do universo.

4. Do termo sânscrito *arya,* que significa "santo" ou "nobre". Os indo-arianos são um grupo etnolinguístico que teria migrado durante a Pré-História e a Antiguidade para a região que abrange hoje a Índia e o Irã.

5. *Bhagavad Gita* é um texto sagrado do hinduísmo. É considerado uma das obras mais importantes da literatura indiana e um dos textos fundamentais para o entendimento do hinduísmo e de suas filosofias. O texto faz parte do épico sânscrito chamado *Mahabharata*, que conta a história da guerra entre duas famílias nobres, os Pandavas e os Kauravas. O *Bhagavad Gita* é um diálogo entre o príncipe guerreiro Arjuna e o deus Krishna, que serve como seu cocheiro e guia espiritual durante a batalha.

6. Para um relato mais completo, consulte *The Law of Psychic Phenomena* [A lei dos fenômenos psíquicos], de Thomas Jay Hudson, página 313. (Nota da Edição de 1902)

7. Os raios Roentgen, também conhecidos como raios X, são um tipo de radiação eletromagnética descoberta pelo físico alemão Wilhelm Conrad Roentgen em 1895. Roentgen realizou experimentos com tubos de vácuo e descobriu que, ao passar corrente elétrica por eles, uma nova forma de radiação era emitida, capaz de atravessar materiais opacos, como o corpo humano.

8. *Tamas* é um dos três *gunas*, conceitos filosóficos do hinduísmo e do sistema de pensamento do yoga, que descrevem as qualidades da natureza e da mente humana. Os três *gunas* são *Sattva* (pureza, harmonia), *Rajas* (atividade, paixão)

e *Tamas* (inércia, escuridão). *Tamas* é frequentemente associado a qualidades como inatividade, escuridão, letargia, ignorância, preguiça e resistência à mudança. É considerado um estado de densidade e falta de clareza mental. Quando a energia de *Tamas* prevalece, pode levar à inércia, à procrastinação e à falta de motivação.

9. Essas instruções são apenas ilustrativas. Como bem observa o autor, qualquer prática de yoga deve ser orientada e acompanhada por um um professor qualificado.

10. *Yama* (restrições éticas): O primeiro passo é praticar os princípios éticos conhecidos como *Yama*. Esses princípios incluem *Ahimsa* (não-violência), *Satya* (veracidade), *Asteya* (não roubar), *Brahmacharya* (moderação nos sentidos) e *Aparigraha* (não apego ou ganância). Essas restrições éticas ajudam a desenvolver um comportamento íntegro e compassivo em relação aos outros e a si mesmo.

Niyama (observâncias éticas): O segundo passo é praticar as observâncias éticas conhecidas como *Niyama*. Estas incluem *Saucha* (limpeza), *Santosha* (contentamento), *Tapas* (disciplina e autodisciplina), *Svadhyaya* (estudo de si mesmo e das escrituras sagradas) e *Ishvara Pranidhana* (devoção a um Ser supremo ou à Divindade). As observâncias éticas ajudam a cultivar a purificação interna, a disciplina pessoal e a conexão com o aspecto espiritual da vida.

11. É chamado *asana* em sânscrito. Foi descrito mais detalhadamente no capítulo sobre o *hatha yoga*. (Nota da Edição de 1902)

12. Para mais informações sobre a concentração e a meditação, veja *Spiritual Unfoldment* [Desenvolvimento espiritual], do mesmo autor, pp. 31-59. (Nota da Edição de 1902)

13. Ver *Raja yoga*, de Swami Vivekananda, publicado pela The Baker and Taylor Co., Nova York. (Nota da Edição de 1902)

14. *Philosophy of Work* [Filosofia do trabalho], do mesmo autor. (Nota da Edição de 1902)

15. *Advaita*, também conhecida como *Vedanta Advaita*, é uma filosofia espiritual e uma das principais escolas de pensamento dentro do hinduísmo. A palavra *advaita* é de origem sânscrita e significa não dualidade. Essa filosofia enfatiza a unidade essencial de todas as coisas, afirmando que a realidade última é uma consciência não dual, na qual não há separação entre o eu individual (*jiva*) e a realidade suprema (*Brahman*). De acordo com o *Advaita*, a dualidade que percebemos no mundo é ilusória (*maya*) e surge devido à ignorância espiritual.

16. *Vedanta* é uma das seis escolas filosóficas clássicas do hinduísmo, sendo considerada

uma das mais influentes e proeminentes. O termo *Vedanta* é composto por duas palavras sânscritas: *Veda*, que significa *conhecimento*, e *anta*, que significa *fim* ou *essência*. Juntas, elas significam "o fim dos *Vedas*" ou "a essência dos *Vedas*". Os *Vedas* são textos antigos considerados sagrados no hinduísmo e são a base do conhecimento religioso e espiritual dessa tradição. O *Vedanta* surge como interpretação e exegese dos ensinamentos contidos nos *Vedas*, particularmente nos *Upanishads*, que são os textos filosóficos e espirituais finais dos *Vedas*.

A ciência da respiração

1. *Prana*, termo sânscrito que tem vários significados e usos em diferentes contextos. Na filosofia indiana, *prana* refere-se à energia vital ou força vital que permeia todo o universo.

2. O monismo é uma visão filosófica que postula a existência de uma única substância fundamental ou princípio subjacente que é a base de tudo o que existe. É a crença de que todas as coisas, sejam físicas, mentais ou espirituais, são, em última análise, aspectos ou manifestações dessa substância única.

3. Na tradição do yoga, existem sete principais centros nervosos, chamados *chakras*, que são

considerados pontos de energia dentro do corpo humano. Esses centros estão localizados ao longo da coluna vertebral, desde a base até o topo da cabeça. Cada *chakra* é associado a diferentes qualidades e funções. Os sete *chakras* são:

Muladhara (*Chakra* da Raiz): Localizado na base da coluna vertebral, na região do períneo. É associado à estabilidade, segurança, sobrevivência e conexão com a terra.

Svadhisthana (*Chakra* Sacral): localizado na região do abdômen inferior, acima do osso púbico. É associado à criatividade, sexualidade, ao prazer e às emoções.

Manipura (*Chakra* do Plexo Solar): localizado na região do plexo solar, abaixo do osso esterno. É associado ao poder pessoal, à autoestima, força de vontade e energia.

Anahata (*Chakra* do Coração): localizado no centro do peito, na altura do coração. É associado ao amor, à compaixão, harmonia e conexão emocional.

Vishuddha (*Chakra* da Garganta): localizado na região da garganta. É associado à comunicação, expressão criativa, autenticidade e verdade.

Ajna (*Chakra* do Terceiro Olho): localizado entre as sobrancelhas, na testa. É associado à intuição, sabedoria, percepção sutil e clarividência.

Sahasrara (*Chakra* da Coroa): localizado no topo da cabeça. É associado à espiritualidade, conexão com o divino, consciência transcendental e iluminação.

Esses *chakras* são considerados centros de energia que podem ser equilibrados e estimulados através de práticas de yoga, meditação, respiração consciente e outros métodos. O objetivo é harmonizar e despertar a energia vital, chamada *prana*, em cada *chakra*, a fim de alcançar um estado de equilíbrio, saúde e expansão da consciência.

4. *Anahata* é um termo sânscrito que significa *invicto* ou *intocado*. Na tradição do yoga e do hinduísmo, *Anahata* é o quarto *chakra*, localizado no centro do peito, na região do coração. É associado ao amor, equilíbrio, à compaixão, harmonia e conexão emocional e considerado o ponto central de equilíbrio entre os três *chakras* inferiores, que estão relacionados às necessidades básicas e ao eu individual, e os três *chakras* superiores, que estão relacionados à espiritualidade e à transcendência. Quando o *chakra Anahata* está em equilíbrio, uma pessoa experimenta um amor incondicional por si mesma e pelos outros.

A prática de yoga, meditação, respiração consciente, afirmações positivas e outras técnicas de equilíbrio energético podem ajudar a abrir e equilibrar o *chakra Anahata*.

5. François Delsarte [1811-1871] foi um professor, ator e teórico francês conhecido por desenvolver

o Sistema Delsarte, um método de estudo e prática da expressão e comunicação corporal, vocal e emocional. Delsarte acreditava que a expressão humana era baseada em princípios universais e que a comunicação eficaz poderia ser alcançada por meio do controle consciente dos gestos, dos movimentos, das expressões faciais e do uso da voz.

Cristo foi um yogue?

1. Krishna, uma das figuras centrais no hinduísmo, é conhecido por seus ensinamentos espirituais e filosóficos, transmitidos principalmente através do épico sânscrito *Bhagavad Gita*. De acordo com as escrituras hindus, Krishna nasceu em Mathura, na Índia, em uma família real. Foi criado como pastor e mais tarde se tornou um líder espiritual e político. Sua vida é narrada principalmente no épico *Mahabharata* e em textos devocionais como o *Bhagavad Gita*.

2. Paul Carus [1852-1919] foi um filósofo, editor, escritor e estudioso alemão-americano. Ele nasceu em Ilsenburg, na Alemanha, e mais tarde emigrou para os Estados Unidos, onde desempenhou um papel importante na divulgação do pensamento oriental no Ocidente. *The Gospel of Buddha* [O Evangelho de Buda] é uma compilação de

histórias e ensinamentos budistas adaptados por Carus para um público ocidental. O livro foi publicado pela primeira vez em 1894 e busca apresentar os principais ensinamentos do budismo de forma acessível e compreensível para leitores ocidentais.

3. Shariputra, também conhecido como Sariputta, foi um dos principais discípulos de Buda Siddharta Gautama. Ele desempenhou um papel significativo no desenvolvimento e disseminação do budismo. Shariputra nasceu na antiga Índia, na cidade de Rajagaha, como filho de um brâmane. Antes de se tornar discípulo de Buda, era seguidor do ascetismo e estudava com diversos mestres espirituais da época. No entanto, ao encontrar Buda e ouvir seus ensinamentos, Shariputra se tornou um de seus seguidores mais devotos.

4. Trecho do livro de Carus em que aparece o rio citado: "Quando o mundialmente honrado Buda deixou Shravasti, Shariputra sentiu desejo de ver o Senhor e ouvi-lo pregar. Chegando ao rio onde a água era profunda e a corrente forte, ele disse a si mesmo: 'Esta corrente não me impedirá. Irei ver o Abençoado'. E ele atravessou a água, aproximou-se do Mestre e o saudou. As pessoas da vila ficaram surpresas ao ver Shariputra, imaginando como ele havia atravessado o riacho, não havia ponte nem balsa, e como ele poderia andar em sua superfície sem afundar. E Shariputra respondeu: 'Eu vivi na

ignorância até ouvir a voz de Buda. Como estava ansioso para ouvir a doutrina da salvação, atravessei o rio e caminhei sobre suas águas turbulentas. Eu tinha fé, nada mais, a fé me permitiu fazer isso, e agora estou aqui na bem-aventurança diante da presença do Mestre'. Talvez exista o rio com esse nome, mas de fato é o nome da cidade onde Buda ensinou. Shravasti é um dos locais mais reverenciados do budismo. Acredita-se que seja onde o Buda ensinou muitos de seus suttas (sermões), converteu muitos de seus discípulos famosos e realizou os "milagres de Shravasti".

5. Padmapada foi um discípulo e importante seguidor do filósofo indiano Adi Shankaracharya, que viveu no século VIII d.C. Ele é considerado um dos principais discípulos de Shankaracharya e um dos quatro principais líderes monásticos (*shishya pitha*) estabelecidos pelo próprio Shankaracharya. O nome Padmapada significa "pés de lótus" em sânscrito, indicando uma profunda devoção e reverência pelos ensinamentos de Shankaracharya.

6. Adi Shankaracharya, também conhecido como Shankara, nasceu na região de Kerala, no sul da Índia, e foi um dos mais influentes filósofos e sábios da Índia antiga. Viveu no século VIII d.C. e é considerado o principal reformador do *Advaita Vedanta*, uma das principais escolas filosóficas do hinduísmo. Uma de suas contribuições mais importantes foi a

defesa e a explicação da filosofia do não dualismo (*Advaita Vedanta*). Segundo essa perspectiva, a verdade última é a identidade entre o indivíduo (*Atman*) e a realidade suprema (*Brahman*).

7. *Bhagavad Gita*.

8. Gálatas 6:7 muitas vezes é citado para expressar o conceito de causa e efeito ou o princípio da retribuição, sugerindo que nossas ações têm consequências e que experimentaremos os resultados de nossas escolhas e ações.

9. Mateus 26:39 descreve um momento de intensa angústia e expectativa antes da crucificação de Jesus.

10. Max Müller [1823-1900] foi um filólogo, orientalista e estudioso religioso alemão do século XIX. Conhecido por suas contribuições significativas no estudo das línguas, literaturas e religiões indianas.

11. *The Life and Sayings of Ramakrishna* [A vida e a palavra de Ramakrishna], de autoria do Prof. F. Max Müller, publicado por Charles Scribner's Sons, Nova York, página 111. (Nota da Edição de 1902)

12. O título do livro é *Ramakrishna – His life and Sayings* e o trecho citado está no capítulo intitulado "The sayings of Ramakrishna".

Copyright desta edição © 2024, Ajna Editora
Título original: How to be a Yogi
Publicado em 1902 pela The Vedanta Society, Nova York

Todos os direitos reservados. Nenhuma parte desta obra poderá ser reproduzida ou transmitida de qualquer forma ou por quaisquer meios, eletrônicos ou mecânicos, incluindo fotocópia, gravação ou qualquer sistema de armazenamento e recuperação de informações, sem a permissão por escrito dos editores.

Grafia conforme o novo Acordo Ortográfico da Língua Portuguesa.

EDITORES Lilian Dionysia e Giovani das Graças
TRADUÇÃO Lilian Dionysia
PREPARAÇÃO Lucimara Leal
REVISÃO Heloisa Spaulonsi Dionysia
PROJETO GRÁFICO E CAPA Tereza Bettinardi
DIAGRAMAÇÃO Ponto Design

2024
Todos os direitos desta edição
reservados à AJNA EDITORA LTDA.
ajnaeditora.com.br

Dados Internacionais de Catalogação na Publicação (CIP)
(Câmara Brasileira do Livro, SP, Brasil)

Abhedananda, Swami
Como tornar-se yogue : filosofia vedanta / Swami Abhedananda ; tradução Lilian Dionysia. -- 1. ed. -- São Paulo : Ajna Editora, 2024.

Título original: How to be a yogi.
ISBN 978-65-89732-31-0

1. Filosofia hindu 2. Ioga - Filosofia 3. Ioga - Técnicas 4. Ioga - Uso terapêutico 5. Vedanta I. Título.

24-205980   CDD-181.48

Índices para catálogo sistemático:
1. Filosofia vedanta 181.48
Aline Graziele Benitez - Bibliotecária - CRB-1/3129

Primeira edição [2024]

Esta obra foi composta
em Chiswick Text e impressa
pela Ipsis para a Ajna Editora.